中医视域下的针灸

本书撰写得到中国中医科学科技创新工程项目（CI2021A03401）资助

U0267234

古代针灸寻真

主　编　杨　峰

副主编　牟东晓　宋冰心

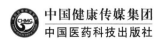

中国健康传媒集团

中国医药科技出版社

内容提要

　　求真是学术研究的第一要义，也是中医传承精华、守正创新的前提和基础。"真"有不同层次之分，有基本面貌之真，有义理内涵之真。于针灸而言，其深植于中医土壤之中，同时又在相当程度上自成体系。在古代医家看来，两者交织互融，但当下去古既久，对两者的理解与运用不免产生隔阂，"失真"也就在所难免。本书试图尽量厘清古代针灸的真实面目，认为古代针灸学术中的一些内容，无论是形成还是演化，运用抑或理解，都与当时的医学背景、中医发展状况、中医对疾病的认识与分类等密切相关，这些正是以往研究中可能被遮蔽、忽视的。因此，古代针灸寻真之路的复杂性便由此显现，所幸前人已有珠玉在前，本书若能为探索者提供一些参照或借鉴，也算其小功所在。

　　本书适合中医针灸理论、文献、学术史领域研究者阅读，也可供中医临床人员、中医药院校师生参阅。

图书在版编目（CIP）数据

古代针灸寻真 / 杨峰主编. —— 北京：中国医药科技出版社，2024.5
ISBN 978-7-5214-4448-3

Ⅰ.①中⋯　Ⅱ.①杨⋯　Ⅲ.①针灸学　Ⅳ.①R245

中国国家版本馆CIP数据核字（2023）第247595号

美术编辑　陈君杞
版式设计　南博文化

出版　**中国健康传媒集团** | 中国医药科技出版社
地址　北京市海淀区文慧园北路甲22号
邮编　100082
电话　发行：010-62227427　邮购：010-62236938
网址　www.cmstp.com
规格　710×1000 mm $\frac{1}{16}$
印张　9
字数　157千字
版次　2024年5月第1版
印次　2024年5月第1次印刷
印刷　北京盛通印刷股份有限公司
经销　全国各地新华书店
书号　ISBN 978-7-5214-4448-3
定价　**49.00元**

获取新书信息、投稿、为图书纠错，请扫码联系我们。

编委会

主　编　杨　峰

副主编　牟东晓　宋冰心

编　委　刘文文　张　煜　朱　玲

追寻古代针灸的"真实世界"

　　不识庐山真面目，只缘身在此山中。涉足古代针灸理论文献研究这个领域，兜兜转转，寻寻觅觅，如今也已20余年，古代针灸的面貌在我眼中有着不同的呈现。有时，我以为大致能够识其梗概，绘其轮廓，然及至偶然深思，间有所悟，抑或泛读古籍，觅得新证，每每原先的想象逐一"幻灭"，不免心生疑惑：古代针灸究竟是什么样子？

　　或许是研究领域的特性使然，一直以来我对于古代针灸的固有印象便是，《内经》导其渊源，《针灸甲乙经》立其框架，宋金元既有文献整理之功，也有基于实践的歌赋总结，明清则长于集成。具体到理论范畴，便是经络腧穴理论成型较早，且较为稳定，刺法灸法和诊治理论总结的系统化程度不高，也相对较晚。这些认识，基本也是学界的共识。总体而言，之所以形成这个"刻板"印象，原因恐怕大多在于所依据的文献材料。很显然，以经典医籍、针灸古籍为中心，形成上述认识是水到渠成的。但问题的关键是，这个印象足够丰满、清晰吗？能够反映古代针灸面貌的材料，仅限于此吗？

　　学术研究讲究"有一份材料说一份话"。按一般意义上的理解，针灸固然属于中医中的"小科"，但即便是"小科"，也有不"小"之处。古代针灸医家或医籍的数量，都是要远远少于临床各科的，但从实践层面来看，针灸作为一种疗法在古代中医临床中有广泛的运用；从理论层面来看，经络理论在古代医家解释生理病理中发挥着重要作用。《中国中医古籍总目》载有存世中医古籍13000余部，其中记载了丰富的散在针灸文献资料，赵京生老师多年前已指出对其进行系统整理与研究的重要性。在近年来具体的研究之中，我们注意到，古代针灸领域一些习以为常的概念术语、有一定影响的乃至重要的学术论断等，往往源于一般性的中医古籍，而非经典或针灸古籍。由此提示，对于古代针灸学术研究而言，中医古籍中散在的针灸文献是极为丰富的学术资源，但长期以来，对其系统、深入的挖掘基本阙如。

横看成岭侧成峰，远近高低各不同。学术研究不仅取决于材料，更重要的是如何看待与分析它们。研究视角的重要性，便由此凸显。毋庸讳言的是，以往对于古代针灸学术的考察，受制于现代针灸分科意识潜移默化的影响，更多的是局限于针灸自身相对独立的知识系统之内，即"从针灸看针灸"。但从古代针灸的"原生态"来看，远不像当下的针灸一样与其他中医内容相对疏离，而是彼此交融、相互影响。从这一点来看，对于古代针灸学术的考察，也不应忽视中医的视域，即"从中医看针灸"，毕竟古代针灸根植于中医土壤之中，须臾不离。借助中医的视域，才能知其所以然，更为透彻。

有鉴于此，最近几年中，我们在系统梳理中医古籍散在针灸文献的基础上，着重基于中医的视角，重新审视与辨析古代针灸学术中的一些内容，偶有所获，集结于此。例如：书中对于治痰要穴丰隆、治风要穴风市的形成进行考察，认为与中医对于治法理论、疾病认识的关系极为密切，并非单纯主治经验的积累；"针法浑是泻而无补"这个表述的形成，有其针灸与中医的双重背景影响；"十二经见证"的形成，不仅仅是对多种前代记载的辑录，蕴含的是经脉理论与中医理论的互动；对疾病如何辨识在很大程度上决定了针药并用的原则与法度；古代医家对阳痿的认识，影响与制约着其针灸治疗思路，凡此等等。借助中医这个视域，对于习以为常的一些古代针灸学术内容，我们有了新的理解与认识，甚至还注意到了以往研究中被忽视、遮蔽的部分。

对于当下针灸学术发展而言，理解古代针灸学术内涵，把握古代针灸学术规律，作为题中应有之义，一直被提及乃至倡导，基本已是学界共识。但这个内涵与规律，从何而来？如果连基本面貌尚未清晰，岂能奢谈其他？古代针灸学术内容复杂，有概念性、理论表述性、学术论断性的内容，也有大量"日用而不深知"的知识性内容，相互之间勾连较甚，这就决定了对其的考察与研究不能局限于单一的层面、单一的尺度，要处理好"庙堂之高"与"江湖之远"的关系。

古代针灸学术内容，无论是载体，还是思维方式，从时间的层面来看，均属于历史范畴。历史往往是没有真相的，但这并不能消解对古代针灸学术探索的意义。这里的真相，指的是绝对的真相。正如科学研究一样，所谓的绝对真理也是不存在的。最重要的是，我们所做的、能做的就是不断逼近这个真相、真理。因此，从这一点来说，对于古代针灸理论文献研究者而言，其任务就是尽量呈现古代针灸的多重面孔，不断阐发古代针灸学术的丰富内涵。尽管古代针灸的真实世界一去不返，但在不断探寻之路上，一定会有新的风景。"世上本没有路，走的人多了也便成了路。"越来越多的人走上这条探寻之路，古代针灸的"真实世界"就会愈发丰富多彩！

杨峰写于英国伯明翰寓所

2023 年 7 月 18 日

目录

第一章

针与药：殊途同理

◦ 导 语 ◦

　　针灸与药物是中医防治疾病的主要方法，早在《内经》时代的医家便已认识到，包括针灸、药物在内的多种疗法各有其起源与适应证或体质人群，即所谓的"异法方宜"，还提出临床实践时应"杂合以治"，依据作用途径和主治范围，从"内、外"的角度区分针药。

　　《内经》有关针药关系的认识，在后世医家中得以继承，随着两者治疗手段在临床运用的积累与丰富，"知针知药"成为古代对于良医的理想要求。但理想与现实之间往往并不对等，不少古代医家充分意识到现实中较为普遍存在针药隔阂，并对之颇有批判。

　　为解决现实中存在的针药隔阂，更好地促进针灸的运用，有相当一批古代医家从认识的层面、理论的高度提出，针灸与药物疗法的运用有共同的所据之理，尤以明代著名医家马莳与吴崑为代表，阐述较为系统。两者虽然有共同的立论主张，但论述的立场与向度有别。马莳立足于经典注释，尤其是为了纠正"重《素问》、轻《灵枢》"的医界时弊，在对经典中原论针灸的内容注释时，引申到药物方面，旨在"以针明药"，认为用针之理同样可用于指导用药。吴崑学验俱丰，在经典理论、针灸、方药、各科等方面均有深厚的知识背景，能够从更大的范围、更高的层面去思索用针与用药两种疗法的关系，通过"以药明针"，意在强调两种疗法的共通。且两者侧重的方面也有所差异。马莳立足于经典注释，因而采取了强调"理"的学术路径，表现为侧重于对抽象性、原则性、指导性内容的论述。吴崑立足于推广针刺疗法，采取了强调针、药不同疗法类比基础上的共通，表现为对两种疗法多方面有关实际运用内容的侧重。

随着临床实践的发展，从医学理论的角度试图对丰富复杂的临床现象进行统一的解释或指导，是医学本身发展的规律，《内经》以后经络理论运用的扩展以及由此带来的指导地位的提升，即为明证。古代医家对于针药所据之理的论述和思考，也是这一规律的体现。对于古代医家的针药并用，以往的研究中，多关注其合用的方式、特点及适应证等。基于针药同理的研究视角，能够对这部分内容予以重新审视，在针药合用之中，针药是各有其依据之理，抑或有共同之理？那么，这些所据之理又具体是什么？这些问题的解决，关乎对古代针药合用辨证特点与规律的认识，对于当下针灸临床同样具有重要的借鉴。随着针灸学科的发展壮大，针灸辨证体系乃至理论体系的独立性越发被提及。回顾并审视古代医家有关针药同理的论述，有助于跳出纯粹的针灸视角，从更广阔的层面对这个独立性进行深入而理性的思考。

针药同理的两个向度：以马莳、吴崑为中心

《黄帝内经》（以下简称《内经》）是中医学理论奠基之作，其论治疗方法明显详于针而略于药。一般认为，《内经》以降，针让位于药。对于针与药的关系，古代医家多基于两种疗法不同性质或适应病症以及如何在临床中配合运用来论述，现代多将之纳入针药结合的范畴予以研究。但古代医家对于针与药关系的认识并不只有临床这一层面，还有对两者共同内在所据之理（笔者称为"针药同理"）的深入探讨，以往研究中对此关注较少，影响对针药关系的全面理解。对针药同理的认识，古代医家之中以明代马莳和吴崑尤为突出，且其论述的逻辑向度并不一致，反映出两位医家不同的认识立场。

一、以针明药：马莳有关针药同理的向度

马莳为明代著名医家，著有《黄帝内经素问注证发微》[①]（以下简称《素问注证发微》）《黄帝内经灵枢注证发微》[②]（以下简称《灵枢注证发微》），为依篇全注《内经》的首位医家，也是《灵枢》注释第一人，尤其是在有关针灸内容注释上多为后世所称道，对中医经典传承产生了重要影响。清代医家汪昂对其评价为："《灵枢》从前无注，其文字古奥，名数繁多，观者蹙頞顰眉，医家率废而不读，至明始有马元台之注。其疏经络穴道，颇为详明，可谓有功后学。"[②③]马莳对于经典中原本论述针灸的内容，在予以阐释内涵的同时，常将之延伸扩展到用药的范畴，认为所论用针之理同样适用于用药，即呈现出明显的"以针明药"的向度。其有关针药同理的论述，散见于《素问注证发微》[①]

---

① （明）马莳. 黄帝内经素问注证发微［M］. 孙国中，方向红，点校. 北京：学苑出版社，2003.

② （明）马莳. 黄帝内经素问注证发微［M］. 孙国中，方向红，点校. 北京：学苑出版社，2007.

③ （清）汪讱庵. 素问灵枢类纂约注：3卷［M］. 上海：上海卫生出版社，1958.

《灵枢注证发微》①有关注文之中，计有19处。

1.马莳主张"以针明药"的原因

至于为何要采取"以针明药"的论述向度，马莳在《灵枢注证发微》卷一的卷首、《九针十二原》篇之前，对《灵枢》书名、内容、性质、前代医家有关论述以及其注释此书的一些基本原则、方法等有概要性的说明，其中有些内容有助于深刻理解，归纳起来，大致包含如下四个方面。

（1）"针经"之名的误导：马莳认为，自晋代皇甫谧以"针经"名《灵枢》，唐代王冰注释《素问》时，混杂而用"针经""灵枢"之名，后世医家引述《灵枢》有关内容时，多用"针经"之名。如此带来的后果便是，后世医家因为"针经"之名，惯性思维地将《灵枢》归为只讲用针之书，忽略对其的深入学习。但马莳指出，《灵枢》内容并不仅仅是有关针灸，"其余所论营卫腧穴、关格脉体、经络病症、三才万象，靡不森具"①10。尽管《灵枢》包含的内容是极为丰富的，但"针经"之名，恰恰误导后世医者的理解局限于用针之书。

（2）《灵枢》的重要性：马莳将《灵枢》与《素问》进行对比认为，《素问》诸篇之间关联性不强，属于"随问而答"的性质，整体的一致性相对欠缺；《灵枢》不仅内容较为丰富，而且各篇之间有较强的关联性，能够形成较为一致的体系，好比儒家经典《大学》，纲目清晰。且马莳对"灵""枢"二字所含深意有其阐发，认为"枢"有门户之意，"灵乃至神至玄之称"，由此二字便可知此书的重要性。因此，马莳经过比较后认为，对于习医而言，《灵枢》要比《素问》更为重要，是"医家之指南"。当然，马莳所言颇有压低《素问》之嫌，但其意在突显《灵枢》重要性，亦可见一斑。

（3）当时医界的一般情形：马莳对于当时医界对待《灵枢》的情形有具体的描述，正因为后世医者受"针经"之名误导将《灵枢》归为用针之书，所以就放弃研习《灵枢》，由此带来的后果就是，"医无入门，术难精诣，无以疗疾起危，深可痛惜"①10。此外，《素问注证发微》卷一开头马莳亦注云，"后世重《素问》而忽《灵枢》，求《素问》而失精要，以致学无本源，医多庸下"②1。

---

① （明）马莳. 黄帝内经素问注证发微［M］. 孙国中，方向红，点校. 北京：学苑出版社，2007.

② （明）马莳. 黄帝内经素问注证发微［M］. 孙国中，方向红，点校. 北京：学苑出版社，2003.

可见，相比《素问》而言，《灵枢》不受重视是当时医界的普遍情形。但诚如马莳所言，《灵枢》不仅仅论述用针，更关涉其他重要内容。《灵枢》不受重视，对后世医学发展的影响是巨大的。一方面，针灸之学的内容得不到普及和深化；另一方面，中医学术本源的内容也无法充分发挥指导作用。

（4）纠正医界时弊：针对上述医界中的一般情形，马莳提出了纠偏救弊的具体措施，即通过对《灵枢》的注释，阐明经旨，使得后世医者能够不再将《灵枢》"泥为用针之书"，不再认为《素问》《灵枢》两书有轻重高下之分。同时，对于如何才能将《灵枢》不再"泥为用针之书"，马莳尚有更具体的操作思路，"当明病在何经，用针合行补泻，则引而伸之，用药亦犹是矣"[①11]。可见，马莳认为《灵枢》所论是医学的本源，是大道，有关疾病用针之理完全可以引申、类推到指导用药上，惟其如此，才与其对《灵枢》的定性"医家之指南"相契合。

可见，马莳通过对上述四方面的深入分析，最终引出《灵枢》所论是医学的根本道理，不仅能够指导用针，同样也能指导用药，即基于对经典的注释，通过"以针明药"，达到针药同理。

此外，应当注意到的是，据《灵枢注证发微》章宪文序"不三年，《素问》注成，已又闻马君注《难经》……不三年，《难经》注成……欲再注《灵枢》以垂不朽……不三年而《灵枢》注复成。"[①1]即从时间而言，马莳先注《素问》，再注《灵枢》，但《素问注证发微》中也有不少有关针药同理的论述，可见马莳对于当时医者普遍将《灵枢》视为"用针之书"所持的批评态度，并不仅仅是因为注释《灵枢》时才产生的，而是有其一贯性。因此，以针明药作为一种论述针药同理的向度，虽然有关其缘起、初衷在《灵枢注证发微》中有较为详细而明确的阐述，但作为一种基本的思想认识倾向，实则在马莳心中早有发端。

2. 马莳主张"以针明药"的表现

马莳关于针药同理的论述，在《灵枢注证发微》中凡10处，《素问注证发微》中凡9处，涉及较多内容，归纳起来主要有以下四个方面。

（1）重视治疗原则：主要是《内经》原文所论涉及针灸治疗时需要注意的

---

① （明）马莳. 黄帝内经素问注证发微［M］. 孙国中，方向红，点校. 北京：学苑出版社，2007.

一些内容，如要分清标本、明辨虚实、把握病势、明确病位等。

针对《素问·标本病传论》[①]126提出的"知标本者，万举万当，不知标本，是谓妄行"，马莳注意到此处语境是接续上文"凡刺之方，必别阴阳，前后相应，逆顺得施，标本相移"，即原文的标本是限定在针刺的范围内的。马莳有意识地将这个范围扩展，提出"凡治病者，不分刺灸用药，皆当分其标本，以取其经，后之学者懵然，惜哉"[②]548，认为无论是针灸还是药物治疗都需要辨清标本，且慨叹后世学者未能深刻认识这层经旨。

《素问·三部九候论》[②]42提出"必先度其形之肥瘦，以调其气之虚实。实则泻之，虚则补之……以平为期。"即通过形体的肥瘦来分辨虚实，从而确定施用补法或泻法。本篇主要论述三部九候脉诊法，包括其脉诊部位、脉象、诊法、所主病候，篇末则论述各种刺脉之法，包括刺经、刺络出血、缪刺等。可见，本篇的虚实补泻原意是对针刺而言的。显然，马莳对此认识很明确，认为"此论用针之法"，但同时也指出"用药者亦可以类推"，即此处的虚实补泻原则对于药物治疗同样适用。

（2）重视经脉：即不仅强调经脉对于针刺治疗的重要作用，而且认为对于用药也同样如此。

《灵枢·禁服》[③]101："凡刺之理，经脉为始，营其所行，知其度量，内刺五脏，外别六腑，审察卫气，为百病母，调其虚实，虚实乃止，泻其血络，血尽不殆矣。"此句"审察卫气"之前的内容，亦见于《灵枢·经脉》，马莳在注释中已注意到。马莳对这段经文的主旨有精炼的概括，"此言凡刺之理，当有浑束为一之妙，不过以经脉为始而已"[④]372，即针刺之理的核心离不开经脉。马莳对于经脉十分重视，认为不仅是用针离不开，用药也同样如此，即"不惟用针，用药亦然"。

（3）重视据脉而治：重视脉诊（主要是《内经》中的人迎寸口脉诊）在诊断疾病、把握病势、判断（针刺补泻）疗效中的重要作用，认为无论是针刺还是用

① 黄帝内经素问［M］. 田代华，整理. 北京：人民卫生出版社，2005.
② （明）马莳. 黄帝内经素问注证发微［M］. 孙国中，方向红，点校. 北京：学苑出版社，2003.
③ 灵枢经［M］. 田代华，刘更生，整理. 北京：人民卫生出版社，2005.
④ （明）马莳. 黄帝内经素问注证发微［M］. 孙国中，方向红，点校. 北京：学苑出版社，2007.

药都要以脉为凭。

人迎脉口诊法是《内经》中的重要脉诊法之一，与针刺补泻直接相关，《灵枢·终始》中对其论述较详。马莳对此给予高度评价，认为"此即人迎脉口以知虚实，遂泻阴补阳，泻阳补阴，乃诊治至妙之法也"[①79]，同时也对当时医界的普遍情形提出批评，"奈何后世不讲，而脉既不明，治亦无法，致人夭札者多，痛哉"[①79]，指出造成后世不用此法的原因在于，一般都认为其为用针而设，因此强调此法"岂特用针为然"，呼吁广泛运用人迎脉口诊法。

（4）有关治疗禁忌：主要强调患者的一些特殊的身体状态或表现，对于针刺治疗而言是不适合甚至是禁止的，认为用药治疗时也同样需要重视此点。

《灵枢·本神》论述了五脏与神、魂、魄、意、志的关系及其病候，提出针刺治疗需要"察观病人之态，以知精神魂魄之存亡得失之意"[①25]，因为五神是五脏状态的直接反映，如果出现五神有所损伤，那么"针不可以治之也"，即针刺治疗是无效的。马莳认为，"愚思针不可用，则药亦不可妄投矣"[①73]，即此点对于药物治疗也是同样适用的。

二、以药明针：吴崑有关针药同理的向度

吴崑，明代著名医家，著述颇丰，有关针药同理的论述出于《针方六集》卷四《旁通集》[②]。此卷共设45个小主题，主要论述吴崑将用针和用药进行多方面的类比，以阐发两者的共通之处，另附对《金针赋》的注解和评议（即"修《金针赋》"），亦间有针药共见的内容。

吴崑关于针药同理的论述颇为系统，其对于论述向度有自己的凝练表述，即"以药明针"（《针方六集》卷四《旁通集》中吴崑之语），正与马莳的"以针明药"相反。

1.吴崑主张"以药明针"的原因

关于为何采用"以药明针"的论述向度，透过吴崑在《针方六集》卷四《旁通集》卷首及其他卷中的一些表述，可知主要与以下几方面有密切关联。

（1）当时医界的一般情形：吴崑对当时从医者中用药与用针人员的情况有

---

① （明）马莳. 黄帝内经素问注证发微［M］. 孙国中，方向红，点校. 北京：学苑出版社，2007.

② （明）吴崑. 吴崑医学全书［M］. 郭君双，主编. 北京：中国中医药出版社，1999.

一番描述，"以药为政者，九十其徒；以针为政者，百难一二"[①518]。可见，医者用药治疗占据绝大多数，用针者只是极少数。且吴崑还对当时一般患者对用药与用针治疗接受的情况有描述，"世人饮药百剂，不见寸功，而犹饮药不已者，喻之饮药者众也。有一人喻之针有神功，必缩颈吐舌者十九，此由知针者寡"[①523]，可见患者对用针治疗的接受程度要远远低于用药，也正与吴崑描述的医者用针较少的情况契合。而且，吴崑还进一步指出，当时医界对于上述这种情况已然"朝夕由之"，形成习惯，甚至根本不能"察其所以然"，对产生问题的根源没有深刻的分析和应有的认识。

（2）针道失传：吴崑在《针方六集》中多处表达了对当时针道失传的感慨和惋惜，如：卷二《开蒙集》云"针方神矣，失其传者，未得其旨也"[①486]，卷三《尊经集》云"予悯针失其传，欲令世人精明针法"[①502]，卷四《旁通集》之"附：修《金针赋》"云"针之敝于末世久矣……针学不明"[①525]。因此，吴崑总结得出"此由知针者寡"[①523]。其实，针道失传包含两层含义，一方面是用针人数少（即"知针者寡"），另一方面则是能够"得其旨""精明针法"者少，即真正掌握其精髓者寥寥。

（3）对良医的定义：吴崑在《针方六集》序中根据上古医者"既尝百草而示人以药，复作九针而喻人以刺"[①435]，将良医定义为"针药并诣其极"。按照这样的良医标准，吴崑认为当时的大部分医生可能差之甚远，"近世刀圭之徒，才能不及中庸，分科疗病，更不讲求神良精艺者，万夫一辙"[①435]。其实，且不论一般医者，即便是朱丹溪这样的名医大家，按吴崑的标准，也达不到。吴崑认为，"以丹溪之贤，不远千里而访东垣，适东垣物故，录东垣手集之书而归，但采其方药辨论，而尽弃其用针。此犹学仲尼者，得其一体，以为至足耳。或以大成之医誉丹溪，非惟不知丹溪，抑亦不知医也"[①523]。即便是朱丹溪那样的名医，对于李东垣的学术，也只是学习其方药辨证的内容，忽视有关用针的内容。正因如此，吴崑认为，如果认为朱丹溪是集医学之大成者，那么这不仅是不了解朱丹溪，而且也是对医学的认识不足，其原因就是缺少了有关用针的内容。当然，此处吴崑对于丹溪之评价不免有求全责备之嫌，丹溪没有采录东垣之学中有关用针内容，原因可能有多方面，不能简单地依据丹溪书中未见用针内容便将丹溪排除在良医之外。但反过来，由此也恰恰表明，"针药并诣其极"

---

① （明）吴崑. 吴崑医学全书［M］. 郭君双，主编. 北京：中国中医药出版社，1999.

是吴崑心目中对好医生理想状态的评判标准。

（4）纠正时弊：为了纠正上述医界知针、用针者少，针道失传的不利情形，让更多的医者知针、用针，吴崑提出"今欲善与人同，莫若因其所明以通之"[1]518，即充分利用一般医者对用药熟悉的基础，通过用针与用药的多方类比，用其能够理解、接受的方式来阐明用针之道，即所谓的"以药明针"，这正是《针方六集》卷四《旁通集》所撰的成因。"旁通"之义，即借助用药的阐述触类旁通到用针。

需要指出的是，《针方六集》共六卷，其余诸卷基本为辑录他书的内容，唯卷四《旁通集》为吴崑有关针药的论述，集中体现了其在针灸方面的学术思想。据《针方六集》序[1]435，吴崑年少时即"游心灵素，诸砭炳针经，皆时讨究"，对针灸经典理论知识有过深入学习，且有较为丰富的临床实践，"时以所授针方，对证施治，种种神验"，但依然有困惑未解，"穷其所以神者，抵牾背驰，阻于顿悟"，直至三十多年后才"始破前迷"，即"今须顿悟得破针理药理"，对针理药理有所深刻体会之后，因而撰成《针方六集》。可见，以卷四《旁通集》为代表的有关针药同理的系统化论述是吴崑针灸学术思想的集中体现和典型代表。

2.吴崑主张"以药明针"的表现

卷四《旁通集》中，吴崑关于针药同理的论述涉及多方面内容，从不同角度阐述了"以药明针"。对于针药同理的论述，吴崑有一些凝练性的表达，如："针药无二致""针药二途，理无二致""殊途同辙""针药异途，治则同也""针药自然之理"等。

（1）有关针药疗法性质与特点：吴崑认为针与药虽然疗法有别，但有共同的作用性质与特点，如：药因其性味、针因其补泻经脉之不同，均具有汗、吐、下、温、凉、补的作用特点。

（2）有关针药治疗原则：吴崑认为，无论是用针还是用药，尽管治疗手段有别，但都要遵循一些共同的治疗原则，如：据病邪轻重不同，用药有重剂、平剂之分，用针也有补泻手法之轻重，且不同针具所适用不同轻重程度的病邪。

---

① （明）吴崑. 吴崑医学全书［M］. 郭君双，主编. 北京：中国中医药出版社，1999.

（3）有关针药治疗的禁忌或注意事项：吴崑认为，无论是用针还是用药，都应当遵守一些共同的禁忌或注意事项，如：用针用药去病即可，施用过度则损人；用针用药都要注意病症虚实，勿犯虚虚实实之戒。

（4）强调气在用针与用药中的重要性：吴崑认为气在针药运用之中承担着极为重要的角色，如：药物有寒热温凉之差别，针下也有经气、邪气、谷气之异同；对于疾病治疗而言，无论是用针还是用药，总以不伤元气为要，如脾胃气绝或经气败绝，则针药均不能治之。

（5）针刺手法、腧穴与中药、方剂的类比：吴崑将用针所涉及的手法操作、选用腧穴与中药、方剂进行广泛的类比，认为两者具有共同的性质，如：将《素问》治热病之"热俞五十九穴"类比于"防风通圣散"，以"各药分治各部之热"拟于"刺各部之穴分治各部之热"；将"动、退、空、歇、迎、右捻"等属泻的手法类比于"白虎汤""承气汤"等，将"推、纳、进、搓、随、左捻"等属补的手法类比于"八珍汤""十全大补汤"等。

概言之，吴崑通过在不同方面所进行的针与药的类比，旨在利用一般医者所熟知的用药之理来阐明用针之理。同时也应注意到，针与药之间的理论指导及用法毕竟有别，但吴崑恰恰为了"以药明针"，有时对两者差别视而不见，不乏牵强附会之处。如：用药所审之气指辛热、辛温、辛凉，用针所审之气为经气、邪气、谷气，前者为药物性味的划分，后者则是针刺时针下出现的不同反应，两者所指既非同类，也不属同一层面，并不具备类比性。

三、医者的理想状态与现实中的针药隔阂

从上述有关马莳"以针明药"与吴崑"以药明针"的论述中不难看出，医家对于医者理想状态的追求与现实中针药隔阂的情形形成了强烈的反差与对比，正是由于此，才激发了两位医家致力于消除针药隔阂的动机，而采取的策略便是对针药同理进行深入的阐发和较为系统的论述。

对于医者的理想状态，历代医家的论述有基本一致性，除了上述吴崑提出的"针药并诣其极"，其他还有如孙思邈所谓"若针而不灸，灸而不针，皆非良医也。针灸而药，药不针灸，尤非良医也……知针知药，固是良医"[1]917。王

① （唐）孙思邈. 备急千金要方 [M]. 魏启亮，郭瑞华，点校. 北京：中医古籍出版社，1999.

执中对孙思邈所论以"针灸须药"进行概括，《琼瑶神书》所谓"针药并行，方可为医"①⁴，杨继洲认为"针灸药者，医家之不可缺一者也"②¹⁰⁵，姚止庵指出"针与药二者，凡病所必需，而医家所当互用耳"等③。可见，在古代医家看来，作为好医生的标准，应当是针灸与药物治疗都需要掌握。这样的认识追求，其实可追溯至《素问·异法方宜论》所论"圣人杂合以治，各得其所宜"④⁵⁶。

历史表明，理想追求恰恰常与现实状况是不符的。通过古代医家的论述可以看出，对于一般临床医者而言，用针与用药多难兼具，更为常见的是，通晓用药者多而通晓用针者少。这一点无论是《内经》以后，针灸类医籍与方药类医籍数量悬殊之比，抑或古代医家在各种论述中对于针学失传以及针药隔阂的感慨或批判中，都有较充分的体现。汪机不仅指出后世"方药盛行"，针灸仅仅是"兼用"，而且指出后世"业针法之不精"，具体表现为"世之专针科者，既不识脉，又不察形，但问何病，便针何穴"⑤。杨继洲对于患者接受针药情况有对比描述，以丹溪、东垣所治为例，"有一剂愈者，有至数十剂而愈者"，即可以接受药物治疗数十剂，而对于用针治疗，则是"一针不愈，则不再针矣"⑤¹⁶¹。由用针不被普遍接受的情况也间接反映出，针学失传与针药隔阂在当时医界较为常见。徐大椿也指出"医者以方药为重"，对于"针灸杂术，往往不甚考求"，著有《针灸失传论》专篇对后世针灸的种种乱象进行了较为全面的分析⑥。此外，除去针灸古籍中对临床用针有详细的论述，大量中医古籍中有关古代医家临床施用针灸的记载也表明，用灸要远远多于针刺，安全性与易操作性固然是其中较为重要的影响因素，但针药隔阂现象亦可由此折射出来。

历史充满了张力，一方面是古代医家的理想追求，认为良医当是"知针知药、针药并行"，另一方面是现实中的针药隔阂"知汤液而不知针灸、知针灸而不知汤液"⑦。两者如同事物的一体两面，相互勾连。面对这种尴尬的情

---

①　(宋)琼瑶真人. 针灸神书 [M]. 陆寿康，点校. 北京：中医古籍出版社，1987.

②　(明)杨继洲. 针灸大成 [M]. 靳贤，补辑重编. 黄龙祥，整理. 北京：人民卫生出版社，2006.

③　(清)姚止庵. 素问经注节解9卷 [M]. 北京：人民卫生出版社，1963.

④　黄帝内经素问 [M]. 田代华，整理. 北京：人民卫生出版社，2005.

⑤　(明)汪机. 针灸问对 [M]. 上海：上海科学技术出版社，1959.

⑥　(清)徐大椿. 医学源流论 [M]. 万方，整理. 北京：人民卫生出版社，2007.

⑦　(清)李学川. 针灸逢源 [M]. 上海：上海科学技术出版社，1987.

形，如何去解决？显然，打破两者之间的隔阂，弥合两者之间的鸿沟，是解决这个问题的必然之路。正因于此，马莳和吴崑才致力于对针药同理进行深入的论述，无论是前者的"以针明药"，还是后者的"以药明针"，均旨在沟通针药两者，促进两者在临床的广泛运用，如此才能不断接近对医者理想状态的要求。

四、两个向度的异同

马莳基于"以针明药"与吴崑基于"以药明针"的论述，都是对针药同理的阐释，两个向度既有共同之处，也有各自特点。

1.共同之处

（1）两者都认为，针与药只是治病手段、作用途径不同而已。如"针药二途""针药异途"等。

（2）有关针药同理的论述，多与诊治性的内容密切相关，尤其是在治疗原则或治疗禁忌等方面表现尤为明显，如两者都要求重视患者的虚实状况。这说明两者均立足于临床来阐述针药同理，且原则性或禁忌性的内容具有更大的指向性和包容性。

（3）两者均试图以一种统一性的、更为抽象的、能够涵盖多种治法的原则来指导针与药的运用。其实，这种努力并非独见于马莳与吴崑，而是医学理论与实践发展的内驱要求，尤其是儒医群体更倾向于从理论体系的高度去建构。《灵枢注证发微》章宪文序云："马君初为于越诸生有声，一旦弃诸生工医，其志岂鲜小哉？"[1]1《素问注证发微》王元敬（马莳的舅舅）序云："吾甥马子少游诸生间，又颇场屋，患弱疾，从季父刺史白峰命更医。"[2]6可见，马莳年少时曾专攻儒业，后因科举不利及患病，转投医业。吴崑在《针方六集》自序[3]435中言"束发修儒"，《脉语》自序[1]175中云"越十年，以举子业不售……于是投举子笔，专岐黄业"。另据《医籍考》所载"鹤皋山人传"云："稍长，业进士，

---

① （明）马莳. 黄帝内经素问注证发微［M］. 孙国中，方向红，点校. 北京：学苑出版社，2007.

② （明）马莳. 黄帝内经素问注证发微［M］. 孙国中，方向红，点校. 北京：学苑出版社，2003.

③ （明）吴崑. 吴崑医学全书［M］. 郭君双，主编. 北京：中国中医药出版社，1999.

为文章，藻思横发……家多方书，山人遂进铅椠，事岐黄业。"[1][20]可见，吴崑也有一番弃儒从医的经历。正是共同的儒医背景，使得马莳与吴崑能够由儒理而及医理，易于站在更高的层面去认识、理解、阐释整个医学，而不是仅仅停留于具体的用针或用药的治法上面。吴崑在《脉语》自序[2][175]中讲述了其在转益多师过程中学到"医儒合一之理""脉理"，在《医方考》自序[2][6]中指出，不了解药物的"反正类从之理，而徒执方以疗病，恶能不保其不遭殃人乎？"汪道昆在《医方考》"引"中也提出[2][3]："与其执方，无宁穷理。"马莳门人金一龙也指出"盖凡习医学，必明于儒理，而后可明于医理……后世不明儒理，偏门就学，信听诸书，遗弃《内经》……安得发神圣之蕴如吾师哉！"[3][9]可见，对理尤其是终极之理的追求是两位医家心之所向。当然，不止于马莳与吴崑，其他一些古代医家也是如此。张介宾认为"天下之病，变态虽多，其本则一；天下之方，活法虽多，对证则一"[4][889]，"万事不能外乎理，而医之于理为尤切。散之则理为万象，会之则理归一心"[1][877]。无论疾病表现有多端，治疗之法有多繁杂，究其根本，从理的层面而言，它们是同一的，即所谓"一也者，理而已矣"。明代《一体堂宅仁医会录》所载"医会条款"中即有"明理"一项，要求"医莫要于明理"[5]。

2.不同之处

尽管均是对于针药同理的阐述，都具有不管是用针还是用药都能基于一种统一性理论指导的思想认识基础，但细究之下，马莳与吴崑所论依然自有其特点。

（1）两者的立足点有别：马莳有关针药同理的论述都出于对《素问》《灵枢》的注释之中，其语境是经典原文。而且这些原文所论绝大多数是有关用针内容的（极少者无明确所指），马莳在阐释时将原文所指的范围进行有针对性的扩展，从用针延伸到用针药，呈现出明显的泛化特点，当然这也是经典注释

---

① （日）丹波元胤. 医籍考［M］. 郭秀梅，（日）冈田研吉，整理. 北京：学苑出版社，2007.

② （明）马莳. 黄帝内经素问注证发微［M］. 孙国中，方向红，点校. 北京：学苑出版社，2007.

③ （明）马莳. 黄帝内经素问注证发微［M］. 孙国中，方向红，点校. 北京：学苑出版社，2003.

④ （明）张介宾. 张景岳医学全书［M］. 李志庸，主编. 北京：中国中医药出版社，1999.

⑤ 项长生. 我国最早的医学团体——体堂宅仁医会［J］. 中国科技史料，1991，12（3）：61-69.

本身所蕴含的一个特色。马莳之所以采取这种形式，目的在于纠正当时医者对《灵枢》因误解而导致的"弃而不学"，从而有效发挥医学经典的普适性指导作用。吴崑有关针药同理的论述则出于其针灸专著《针方六集》之中，前文已述卷四《旁通集》是此书中最能体现其学术思想的内容，其余卷多为辑录内容。作为一部针灸专著，除了辑录经典及各家所论，吴崑别出心裁设立《旁通集》这样不属于针灸固有知识体系、他书未论的内容，其意何在？据前文分析可知，吴崑感慨于当时医界对针学不明且用针者少的情况，为了更好地推广针灸，促进其广泛有效地运用，采用将用药之理与用针之理类比的策略。因此，马莳立足于经典阐释，吴崑则基于推广针学，从而采取了不同的论述向度。

（2）两者的学术路径不同：马莳所著除《素问注证发微》《灵枢注证发微》，尚有《难经正义》九卷和《脉诀正义》三卷，后两者流传不广，影响较之前两者有较大差距。另有研究者认为马莳尚著其他一些医籍（未刊行），但并无充足证据，已有学者驳之[1]27。从这四部医籍可知，马莳最突出的学术特色就是注释（主要是经典注释），而经典注释这种的形式又使得注家更倾向于以同一种理论来涵盖、容纳、解释原文。具体到马莳有关针药同理的论述，便是诸如"孰谓理之不可类推""用药之理亦不外是也"等特征性表述，其重点强调的是用针与用药之间可类推或共通的"理"。吴崑在长期的学习中，不断博采众家之长，积累临床经验，提高理论认识，撰述颇丰，现存者有《医方考》《脉语》《内经素问吴注》《针方六集》四种。另据《医籍考》[2]20卷四，《医方考》附载"亡名氏《鹤皋山人传》"，其云吴崑所著有"《脉语》《十三科证治》《参黄论》《砭焫考》《医方考》《药纂》诸书，将次第行于世"。从其所撰可以看出，吴崑在经典理论、针灸、方药、各科等方面均有深入研究，显示出其广博而深厚的医学理论知识背景。基于此，加之数十年丰富的针灸方药临床经验，为吴崑能够从跳出"分科疗病"的窠臼，转而从更大的范围、更高的层面去思索用针与用药两种疗法的关系提供了必不可少的土壤。《针方六集》卷四《旁通集》中大多数小标题均为"针药某某"的形式，如"针药无二致""针药正治""针药并因于病""针药审气""药有炮炙，针有作用"等，包括《旁通集》中多次出现

---

① 王静波. 中医历代名家学术研究丛书——马莳. 北京：中国中医药出版社，2017.

② （日）丹波元胤. 医籍考［M］. 郭秀梅，（日）冈田研吉，整理. 北京：学苑出版社，2007.

的"二途""异途""殊途"等语，这些表述形式透露出针与药两种疗法强烈类比的意味。可见，吴崑着意于针药两种疗法在类比基础上的共通，这也是"旁通"之名所含之义。因此，马莳基于经典注释的学术路径而侧重于推广针药内在之理，吴崑则基于广阔的医学知识背景和丰富的临床实践，侧重于针药两种疗法的共通。

（3）两者所涉针药同理具体内容各有侧重：前论两者有关针药同理的论述，内容多偏于诊治，细察之下，依然各有不同。马莳所论受经典原文语境所限，更侧重于一些包容性较大、指向性较为宽泛的内容，如标本、虚实补泻、脉诊虚实、顺应四时及病势等原则性内容，以及治疗禁忌与注意事项等。吴崑所论有一些与马莳较为类似，但也有一部分则带有鲜明的临床特色，侧重于将针、药两种疗法进行全方位的类比，所涉内容较为具体而明确，如将热俞五十九穴与刘完素通圣散所含各药类比，将八脉交会穴、补泻手法与有关方剂类比，将六经与八法类比、将合方与选多穴类比。需要注意的是，其中一些类比并不具有内在可比性，颇为牵强附会，如用药所审之气指辛热、辛温、辛凉，用针所审之气为经气、邪气、谷气，前者为药物性味的划分，后者则是针刺时针下出现的不同反应，两者所指既非同类，也不属同一层面。但这也从另一个侧面表明，吴崑将这种原本不具备类比性的内容集中论述，恰恰是体现了将用针用药进行统一理解的认识倾向。概言之，论述针药同理之时，马莳偏于抽象性、指导性，吴崑相对详于具体、操作性内容。

上述三方面的不同之处，实际上是具有内在关联性和一致性的。马莳立足于经典注释，因而采取了强调"理"的学术路径，表现为侧重于对抽象性、原则性、指导性内容的论述。吴崑立足于推广针刺疗法，因而采取了强调针、药不同疗法类比基础上的共通，表现为对两种疗法多方面有关实际运用内容的侧重。

五、其他医家有关针药同理的论述与实践

马莳、吴崑以外，针药同理论述较多者当属明代医家张介宾。《类经》[①]中针药同理相关论述计有9处，内容性质基本不出马莳有关论述的范围，主要是

---

① （明）张介宾. 张景岳医学全书［M］. 李志庸，主编. 北京：中国中医药出版社，1999.

治疗原则（如：治病求本、盛泻虚补、扶正祛邪、因体质而治、因五运六气而治、分经而治）、治疗禁忌、具体治法。张介宾有关针药同理的论述与马莳论述之间的关系，主要包括两种情况。

1. 对同样的经文内容，两者认识基本一致

《素问·三部九候论》：必先度其形之肥瘦，以调其气之虚实。实则泻之，虚则补之，必先去其血脉，而后调之，无问其病，以平为期。[①]42

马注：此论用针之法，而用药者亦可以类推矣。[②]210

张注：此虽以针法为言，而用药者亦可以类推矣。[③]82

2. 对不同的经文内容，但其有关针药同理的表述用语相似或相同

如："用药亦然"之语可见于《灵枢注证发微·禁服》[④]《素问注证发微·金匮真言论》[②]中的马注，以及《类经·疾病类·十》卷十四[③]、《类经·针刺类·五十八》卷二十二[③]中的张注。

其他一些《内经》注家在注释经文中也偶有针药同理的论述，如"此言刺法，然药饵亦有此理"（《素问灵枢类纂约注·审治》卷下）[⑤]97，"学者以针刺之理，引而伸之，施于药石，妙用无穷"（《灵枢集注·热病》）[⑥]231。

值得注意的是，有关针药同理的论述多见于《内经》注释之中，与经文比较宽泛的内容所指有密切的关系，注家更容易从联系临床实际（常用的治疗就是用针用药）的角度来阐发，基本采用以针明药的向度。

其实关于用针之理与用药之理的讨论，早在金元时期已有医家明确提出。《儒门事亲·汗下吐三法该尽治病诠》卷二："或言《内经》多论针而少论药者，盖圣人欲明经络。岂知针之理，即所谓药之理。"[⑦]18张从正认为，《内经》中之所以论述用药少而用针多，目的在于通过用针来阐明经络，用针之理与用

---

① 黄帝内经素问 [M]. 田代华，整理. 北京：人民卫生出版社，2005.

② （明）马莳. 黄帝内经素问注证发微 [M]. 孙国中，方向红，点校. 北京：学苑出版社，2003.

③ （明）张介宾. 张景岳医学全书 [M]. 李志庸，主编. 北京：中国中医药出版社，1999.

④ （明）马莳. 黄帝内经素问注证发微 [M]. 孙国中，方向红，点校. 北京：学苑出版社，2007.

⑤ （清）汪切庵. 素问灵枢类纂约注：3卷 [M]. 上海：上海卫生出版社，1958.

⑥ （清）张志聪. 黄帝内经灵枢集注 [M]. 孙国中，方向红，点校. 北京：学苑出版社，2006.

⑦ （金）张从正. 儒门事亲 [M]. 张宝春，点校. 沈阳：辽宁科学技术出版社，1997.

药之理实际上是一致的。张从正在此段还阐述了"汗、吐、下"三法与众法（疾病治法）的关系，认为三法可以兼众法，凡能使病邪上行者都属吐法，如引涎、漉涎、嚏气、追泪；凡能使病邪从表而解者都属汗法，如灸、蒸、熏、渫、洗、熨、烙、针刺、砭射、导引、按摩；凡能使病邪下行者都属下法，如催生下乳、磨积逐水、破经泄气。可以看出，以三法来统众法的逻辑依据是它们所据之理的一致性，即取决于祛除病邪的途径。既然三法与众法有共同的可据之理，那么用针之理与用药之理的相通也在情理之中，表明医者试图在理论层面上以一种更高的、更具统领的、更抽象的认识来表述。不惟针药同理的认识，金元时期出现的有关药物归经、治疗疮疡痈疽分经络等论述，都显示出医者将不同的理论范畴整合、融通的尝试与努力。

清代《幼科铁镜》卷一载有"推拿代药赋"，将小儿推拿的功效与用药进行类比，认为"推拿揉掐，性与药同，用推即是用药"[①]18，如："推上三关，代却麻黄肉桂。退下六腑，替来滑石羚羊。"此以方药功效类比论小儿推拿，与吴崑将补泻手法、腧穴功用与方药类比，同出一辙，也是以药明针的论述向度。清代外治法专著《理瀹骈文》云："外治之理，即内治之理；外治之药，亦即内治之药，所异者法耳。医理药性无二。"[②]8吴师机所谓的外治已超越用针的范围，反映出针药同理认识的扩大化。

古代医家对于针药同理并未仅仅停留于认识层面，在临床实践中也有发挥运用。有学者指出，由针理悟药理的实例在《医学纲目》中不乏其例，反之亦可由确定的方药之理类推新针方之理[③]。《医学纲目·肺大肠部·喑》卷二十七记载了楼英治疗舌喑的医案，论述足少阴脉、足太阴脉、手少阴脉与舌的联系，同时引述了《内经》中针刺足少阴脉、舌下中脉太过，出血不止，引发此疾的记载，并由此提出"治当以前方加补血药也"[④]。刺某些特定脉太过引发出血不止，进而产生舌喑，原本只是针刺范围内的一种意外情况，但楼氏将之从针刺范围引申到用药范围，将出血不止理解为亡血，将病机解释为"舌无血营养而喑"，并据此提出用药治疗中需要加入补血药。有学者认为，王清任见针刺治愈

① （清）夏禹铸. 幼科铁镜［M］. 上海：上海卫生出版社，1958.

② （清）吴尚先. 理瀹骈文外治医说［M］. 北京：中国中医药出版社，1995.

③ 黄龙祥. 中医理论体系重构的典范——楼英《医学纲目》理论创新启示［J］. 中国针灸，2021，41（8）：823-833.

④ （明）楼英. 医学纲目（上册）［M］. 北京：人民卫生出版社，1987.

的霍乱病人，流出的是黑紫瘀血，推断此为瘟毒入血，气血凝结所致，于是创立活血解毒治法，成功治愈了众多重症疫病，这也是从用针之理类推用药之理的例证[①]。

六、结语

长期以来临床中普遍存在的针药隔阂，是古代医家阐述针药同理的重要背景，他们致力于寻求一个能够涵盖用针与用药等疗法在内，具有统领意味的终极医理。基于不同的学术路径及临床特点，作为典型代表的马莳和吴崑，采取了不同的阐述向度，前者"以针明药"，后者"以药明针"。透过两位医家对于针药广泛而深入的类比、互鉴，不仅使得针药两者的共通性展现得更为深刻而具体，而且使得两者的差异性也充分显示，对临床正确合理运用针药有重要价值。如此，才能消除针药隔阂，实现《针灸逢源》序所言的"通内外两家之筏，而使之左右逢源、会归一致"，达到良医的理想状态，也如吴崑所言"必两者通明而时出之，始为全技"。

在古代医家临床实践中，针药合用并不乏见，在以往的研究中，多关注其合用的方式、特点及适应证等。基于针药同理的研究视角，能够对这部分内容予以重新审视，在针药合用之中，针药是各有其依据之理，抑或有共同之理？那么，这些所据之理又具体是什么？这些问题的解决，关乎对古代针药合用辨证特点与规律的认识，对于当下针灸临床同样具有重要的借鉴。随着针灸学科的发展壮大，针灸辨证体系乃至理论体系的独立性越发被提及。回顾并审视古代医家有关针药同理的论述，有助于跳出纯粹的针灸视角，从更广阔的层面对这个独立性进行深入而理性的思考。

---

① 黄龙祥. 中医学理论体系重构的典范——楼英《医学纲目》理论创新启示［J］. 中国针灸，2021，41（8）：823-833.

第二章

风与痰：反思穴性

◦ 导 语 ◦

穴性之说，近代以来尤为盛行，乃是比附药性而来，是对某一腧穴主治病症特点的凝练表达。古人在临床实践中逐渐观察到，某些腧穴对于某类病症有较好的治疗作用，便以类似治某某病症"要穴"之名称之。这种名称表述尚较为朴素，直指病症。随着实践经验进一步丰富以及理论建构因素的影响，以更为抽象、笼统的表述来概括腧穴主治病症的共性，如某些穴可"治风""治痰""治血"等。临床如遇"风、痰、血"等所致病症，径可选用此类腧穴。这种更为凝练的腧穴主治特点的表述，无疑更具有理论意味，适用范围也进一步扩大。但值得深入思考的是，其与实践的关联是更为贴切？还是渐行渐远？风市治风与丰隆治痰，是临床较为熟知且运用广泛的知识，本章将对其形成与演变深入剖析。

风市治风的认识，大致经历"治脚气之要穴"——"治风（中风）之要穴"——"浑身瘙痒之要穴"——"治风痹冷痛之要穴"的过程。风市之所以能作为要穴之一主治与风相关诸病，关键在于其所处位置恰好在病症表现部位或邻近。但无疑"治风之要穴"这种表述形式以及风市穴主治与风相关诸病的记载，促使后代医家以"标签化"的方式看待风市主治特点，随着穴性理论讨论的深入以及有关认识通过著名医家、教材对学界产生了一定影响，形成了"风市治风"的习惯性认识。换言之，风市穴实际上主要治疗的是该穴局部及邻近的各种不适症状，只是在知识传承的演变中产生了泛化性认识。

丰隆治痰的认识，大致经历"丰隆始见治痰"——"治病要穴丰隆"——"一切痰饮"——"诸痰饮病"的过程。丰隆所治之痰当初是指主治呼吸道排出的"有形之痰"，后因多种因素的综合影响，出现多次泛化，以至于当下认为丰隆可治有形无形一切痰。丰隆地位得以提升至"治痰要穴"是多种因素综合作用的结果，不仅与丰隆作为络穴的特殊身份有关，更主要的是与古代医家们对丰隆主治的改编和表述密切相关。而这种改编与表述则在很大程度上是基于"大中医"痰病学术体系，并影响至今。当下针灸临床之中，高脂血症、肥胖等疾病因多从痰论治，故相应地选用丰隆穴。那么，其合理性是否需要进一步地思考？试想当下以及未来一切从痰论治的疾病是否均可以取丰隆治疗？即出现"百病皆由痰作祟"而"百病皆可取丰隆"的情况。

由此可见，由实践而来的针灸知识在归纳、凝练、提升的过程中，受表述形式、理论认知等多种因素的影响，逐渐演化，乃至泛化，甚至异化，同时也因此遮蔽了这种认识最初所指向的实践内涵。对于古代针灸学术研究，以往着力较多的是概念术语的考证、理论框架的梳理，而对于知识性层面的内容，则因其较为繁多、复杂，系统性研究相对较为缺乏。但这些知识性内容又牵涉到针灸的各个方面，处于理论与临床衔接的关键位置，实际应用价值较高，实有必要对其加以重视，才能厘清有关习以为常的认识，正确解读其学术内涵与实践内涵，促进其传承好、发展好、利用好。而且在具体研究过程中，由古代针灸知识体系内容以及针灸学科特点所决定，这些知识性内容的认识与运用与"大中医"的背景密切相关，在考察古代针灸学术之时，便不能脱离这个背景，要注意结合从"大中医"角度的观照。

"风市治风"考

"风市治风"是当下针灸临床较为普遍的认知，在有关风邪引发病症的治疗中运用也较为广泛。但"风市治风"源自何处？在古今针灸学术轨迹上如何演化？所治之风究竟属何？这些疑问，在以往有关风市研究中关注不多、辨之未深，但有关"风市治风"内涵的理解，在一定程度上影响对此穴主治特点和规律的认识，进而制约对其的合理运用。因此，本文从学术史的角度出发，探讨"风市治风"认识产生的背景与演变情况，以期为临床治疗和研究提供更扎实的理论依据。

一、古代医家对风市主治与风相关病症的认识

风市穴最早出现在《肘后备急方》中，文中描述了其简便取穴法，对于定位，只简言其"在两髀外"。此后《太平圣惠方》也仅言其"在膝外两筋间"，仍未述具体定位。《普济本事方》将其定位为"在髀骨外膝上五寸分肉间陷中"①，乃是将风市穴误作中渎穴，不足为凭。直到元代《窦太师针经》补上了这个空缺：膝上七寸②。自《肘后备急方》首载风市穴治疗脚气，在此后长期的针灸临床实践中，其主治病症逐渐丰富，尤其显示出与风邪的紧密关联。

1.治脚气之要穴

《肘后备急方·治风毒脚弱痹满上气方第二十一》卷三载："脚气之病，先起岭南，稍来江东，得之无渐……必先从上始，若直灸脚，气上不泄则危矣，先灸大椎……次乃灸风市百壮"。③113-115针对当时各家名目繁多的灸治脚气选穴，

---

① （宋）许叔微. 普济本事方［M］. 北京：中国中医药出版社，2007.

② 潘望影，沈雪勇，郭梦虎，等. 风市穴定位标准化探究［J］. 中国针灸，2018，38（5）：510-512.

③ （晋）葛洪. 肘后备急方校注［M］. 陶弘景，补阙注. 沈澍农，校. 北京：人民卫生出版社，2021.

葛洪恐临床选用不便，故"止疏要者"，选取百会及其下大椎、肩井、膻中、风市、足三里等18个常用要穴。可见，此时风市穴还只是治疗脚气的要穴之一。《外台秘要》收录苏恭关于脚气的论述，明确将其分为阴阳表里两型，"若病从阴发，起两足大指内侧，上循胫内及膝里，顽痹不仁，或肿先发于此者，皆随病灸复留、中都、阴陵泉等诸穴……若病从阳发，起两小指外侧，向上循胫外从绝骨至风市，顽痹不仁，或肿起于此者，须灸阳辅、绝骨、阳陵泉、风市等诸穴"[1]652-654。在前人基础上，孙思邈在《备急千金要方·风毒脚气方·论风毒状第一》卷七提出："初灸风市，次灸伏兔，次灸犊鼻，次灸膝两眼，次灸三里，次灸上廉，次灸下廉，次灸绝骨"的脚气八穴[2]267，这些腧穴均位于下肢阳经，且风市为初灸首选穴。可见，从治疗脚气的十八穴到八穴，从治疗脚气要穴之一到八穴首选，风市在脚气灸法治疗中显示出成为核心的倾向。《医心方·脚气灸法第十二》辑录了大量有关脚气病认识与论治的内容，其中多处提及选取风市予以治疗，丹波康赖总结凝练提出风市为"脚气之要穴"[3]。至此，风市为治疗脚气之要穴的认识正式形成。

脚气之病，古代医家多从风论治。如：《金匮要略·中风历节病脉证并治第五》即载有治疗脚气的内容，《肘后备急方》将之归为风毒致病，《诸病源候论》多从"风毒""风毒湿气"阐述，《备急千金要方》《外台秘要》等从之。脚气与风邪致病密切相关，在《肘后备急方》治疗脚气的腧穴中首次出现风市穴，且穴名中含有"风"字，应当与古代医家的这层认识有较大关系。

2.治（中）风之要穴

宋代王执中所著《针灸资生经》承袭《太平圣惠方》中的风市主治（详见后文），并在注文中补充"不特治冷痹，亦治风之要穴（见《明堂》）"[4]262，有学者考证此处《明堂》当指《太平圣惠方》卷一百腧穴部分[5]376，卷中有配图和文字论述曰："黄帝问岐伯曰：凡人中风，半身不遂，如何灸之。岐伯答曰：凡人未中风时，一两月前，或三五个月前，非时，足胫上忽发酸重顽痹，良久

---

① （唐）王焘. 外台秘要方校注［M］. 高文柱，校注. 北京：学苑出版社，2011.

② （唐）孙思邈. 备急千金要方校释［M］. 李景荣，等，校释. 北京：人民卫生出版社，2014.

③ （日）丹波康赖. 医心方［M］. 高文柱，校注. 北京：华夏出版社，2011.

④ （宋）王执中. 针灸资生经［M］//黄龙祥. 针灸名著集成. 北京：华夏出版社，1996.

⑤ 黄龙祥. 针灸典籍考［M］. 北京：北京科学技术出版社，2017.

方解，此乃将中风之候也。便须急灸三里穴与绝骨穴，四处各三壮，后用葱、薄荷、桃、柳叶四味煎汤，淋洗灸疮。令驱逐风气于疮口内出也……凡人不信此法，或饮食不节，酒色过度，忽中此风，言语謇涩，半身不遂，宜于七处一齐下火，各灸三壮，如风在左灸右，在右灸左：一百会穴、二耳前发际、三肩井穴、四风市穴、五三里穴、六绝骨穴、七曲池穴。右件七穴，神效极多，不能具录，依法灸之，无不获愈"[1]2234。

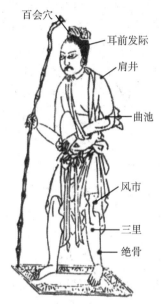

图1　黄帝岐伯论中风灸法配图[1]2234

　　以上《太平圣惠方》论中风灸法的内容亦见于《针灸资生经·中风》，该病下还载有王氏取自别书的内容[2]300："……百会、曲鬓、肩髃、曲池、风市、足三里、绝骨共十三穴，灸风中脏，气塞涎上，不语，极危者，下火立效，"另载："《本事方》云：十二穴者，谓听会、颊车、地仓、百会、肩髃、曲池、风市、足三里、绝骨、发际、大椎、风池也。依而用之，立效。"此外该卷"偏风"病下亦有选用风市治疗的论述。

---

　　① （宋）王怀隐. 太平圣惠方：校点本［M］. 郑金生，汪惟刚，董志珍，校点. 北京：人民卫生出版社，2016.

　　② （宋）王执中. 针灸资生经［M］//黄龙祥. 针灸名著集成. 北京：华夏出版社，1996.

通过以上分析可知，当时医家多从风认识与论治中风病，在针灸治疗过程中亦多取风市穴，确有其效。需要指出的是，此处治风要穴之"风"，针对的是原文论述"中风"的语境，故风市是治中风病的要穴，而不能从广泛涵义上理解为风邪。

3.治浑身瘙痒之要穴

明清时期，风市穴主治下还常见"浑身瘙痒"等病症，《医学入门·针灸·治病要穴》中风市主治为"主中风腿膝无力，脚气，浑身瘙痒，麻痹"[1]。可见，在李梴看来，风市也是主治"浑身瘙痒"的要穴。后世《针灸聚英》《针灸大成》《循经考穴编》《医宗金鉴》等书对此均有转引。《医学入门》之《针灸》篇主要采自李梴所受五家针法并徐凤《针灸大全》等书而编成[2]585。考察《针灸大全·窦文真公八法流注·八法主治病症》的相关记载，在论述临泣穴主治病症时，若出现"浮风，浑身瘙痒"，需要加取百会、太阳紫脉、百劳、命门、风市、绝骨、水分、气海、血海、委中、曲池；在论述申脉穴主治病症时，若出现"中风手足搔痒，不能握物"，需加取臑会、腕骨、合谷、行间、风市、阳陵泉[3]。第一组病症为"浑身瘙痒"，故选穴广泛分布于"头－背－胸－腹－四肢"，第二组病症强调瘙痒发于"手足"，故大致沿"肩－肘－腕"和"髋/胯－膝－踝"选穴。

瘙痒，中医一般均从风论治。如《集验方》有"治风气客于皮肤，瘙痒不已"[4]106；《诸病源候论》多处论述风与瘙痒的关联，"人皮肤虚，为风邪所折，则起隐轸""此由游风在于皮肤，逢寒则身体疼痛，遇热则瘙痒"[5]。可见，风市穴主治瘙痒有较为丰富的实践基础，同时也应注意风市仅仅是治疗瘙痒选穴之一，并不具有特异性。但风市主治瘙痒的内容被《医学入门》吸纳并以"治病要穴"的形式表述出来，为后世多部医籍所传抄。

4.治风痹冷痛之要穴

痹证是针灸治疗的优势病种，《黄帝内经》中即有大量论述，认为其因

① （明）李梴. 医学入门［M］. 天津：天津科学技术出版社，1999.
② 黄龙祥. 针灸典籍考［M］. 北京：北京科学技术出版社，2017.
③ （明）徐凤. 针灸大全［M］//黄龙祥. 针灸名著集成. 北京：华夏出版社，1996.
④ （晋）葛洪. 肘后备急方校注［M］. 陶弘景，补阙注. 沈澍农，校. 北京：人民卫生出版社，2021.
⑤ （隋）巢元方. 诸病源候论［M］. 南京中医学院，校释. 北京：人民卫生出版社，2013.

"风寒湿三气"而发病。《备急千金要方·针灸下·风痹第四》卷三十载风市"主缓纵痿痹"[①1058]。《太平圣惠方》卷一百载风市"主冷痹，脚胫麻，腿膝酸痛，腰尻重，起坐难"[②2244]，王执中在《针灸资生经》卷一转引此条后并注文补充曰："予冬月当风市处多冷痹急擦，热手温之略止，日或两三。痹偶缪刺以温针遂愈，信乎能治冷痹也。（亦屡灸此）"。[③262]此处"风市处"是冷痹所在的具体病位。从"热手温之略止""温针遂愈"等可知，局部冷是其主要症状特点。《类经图翼》中风市"主治腰腿酸痛，足胫麻顽，脚气起坐艰难，先泻后补，风痛先补后泻，此风痹冷痛之要穴"[④]。《景岳全书·杂证谟·疝气·诸经治疝灸法》卷三十三亦见风市为"风痹疼痛之要穴"[⑤]。对比可知，《类经图翼》中风市主治系承袭前人认识为主，但张介宾提出此穴为"风痹冷痛之要穴"，是对前人认识的总结提高。此处"风痹冷痛"的表述，既保留了突出症状（冷痛），也强调了重要致病因素"风"。

至此，风市的主治基本得以确立，后世变化较少，一直延续影响至今。如《循经考穴编》中风市主治为"主中风瘫痪，顽麻，一切股膝腨足酸疼肿重，动履艰难之疾，又治浑身瘙痒疬风恶疮"[⑥]，《针灸学》[⑦]教材中风市穴主治为"①下肢痿痹、麻木及半身不遂等下肢疾患；②遍身瘙痒，脚气"，但风市主治表述中并未见到与"风"直接相关的内容，王执中提出的所谓"风市为治风要穴"亦仅局限于中风病尤其是半身不遂下肢症状的治疗中，"风市治风"也尚未成为普遍共识、约定俗成的表述。

二、风市治风的后世嬗变与泛化

结合前文中对王执中《针灸资生经》所载风市"不特治冷痹，亦治风之要

① （唐）孙思邈. 备急千金要方校释［M］. 李景荣，等，校释. 北京：人民卫生出版社，2014.

② （宋）王怀隐. 太平圣惠方：校点本［M］. 郑金生，汪惟刚，董志珍，校点. 北京：人民卫生出版社，2016.

③ （宋）王执中. 针灸资生经［M］//黄龙祥. 针灸名著集成. 北京：华夏出版社，1996.

④ （明）张介宾. 类经图翼［M］//李志庸. 张景岳全书. 北京：中国中医药出版社，1999.

⑤ （明）张介宾. 景岳全书［M］//李志庸. 张景岳全书. 北京：中国中医药出版社，1999.

⑥ （清）严振. 循经考穴编［M］//黄龙祥. 针灸名著集成. 北京：华夏出版社，1996.

⑦ 梁繁荣，王华. 针灸学［M］. 4版. 北京：中国中医药出版社，2016.

穴"的分析，许浚在《东医宝鉴·杂病篇·风》针灸法下用更为精练的语言对相关内容进行了表达，"治风七穴：百会、耳前发际、肩井、风市、三里、绝骨、曲池。一方加有风池、合谷、肩髃、环跳凡九穴（《资生》）。凡中风皆灸之"①。虽然这样可以使引文不致冗长繁杂，但会导致部分对理论演变的认识歧义。由于该篇下包含"中风""风痹""破伤风"等诸"风病"，作者将"凡中风皆灸之"后置弱化了中风病病症限定以及"治风七穴"的命名方式，均促使风市所治之风的内涵泛化。《东医宝鉴》除了本身在中国流传很广以外，其针灸篇及其他各篇末所附针灸方均被中国清代《勉学堂针灸集成》一书所辑录，并对承淡安的《中国针灸学》以及1957年版《针灸学》相关章节的编写产生影响②。

民国针灸医家仿效中药"药性"提出"穴性"理论，陈光昌在其师焦会元《会元针灸学》的基础上编著《实用针灸学》③，将常用的86穴分属气、血、虚、实、寒、热、风、湿共8门，其中"风门"15穴，依次罗列风府（搜周身风，尤治头风外感风邪）、风池（治头风外感风邪）、风门（治腰背风）、风市（治腰腿风）、肩髃（搜经络之风主周身四肢）……结合陈氏腧穴归类方式和穴性理论认识，前四个名字带"风"的腧穴应是其有意整理且均强调与"风"的关联。受陈氏影响，罗兆琚、曾天治、李文宪、承淡安著作中均有将腧穴分门别类的内容④。李文宪在《针灸精粹·穴性括要》中将经穴分为气、血、虚、实、寒、热、风、湿8类。其中"风类"下依次罗列风府、风池、风门、风市、百会、囟会等26个穴位的定位、穴性、摘要和刺灸法，其中风市主治同样为"治腰腿风"⑤。承淡安《中国针灸学讲义·气病分门取穴》在气、血、寒、热、虚、实六门基础上，"兹再汇集治风治湿诸穴，分别二门"，在风门中介绍了鱼际、列缺、合谷、头维、风市等共十八穴，其中风市穴主治下明确言及"治腰腿之风"⑥。但是这种气病分门取穴方式以及部分腧穴的模糊表述（如风门能治一切风

① （明）许浚. 东医宝鉴［M］. 太原：山西科学技术出版社，2018.

② 牟东晓，杨峰. 追本溯源，穷流知变——"丰隆治痰"考证［J］. 中国针灸，2021，41（9）：1036-1042，1054.

③ 陈光昌. 实用针灸学［M］. 宁波：东方针灸学社，1932.

④ 叶明柱，胡追成. 民国针灸医家对"穴性"的认识［J］. 中医文献杂志，2019，37（2）：26-28.

⑤ 李文宪. 针灸精粹［M］. 上海：中华书局，1937.

⑥ 承淡安. 中国针灸学讲义［M］. 北京：学苑出版社，2016.

证、曲池搜周身风邪等）易使读者对腧穴主治产生误解，在学习与理解风市主治时易将关注的重点错放在"风"上而非"腰腿部位"。

现代学者进一步整理涉及"风"字的十四经穴，即风府、风池、风门、风市、翳风、秉风六穴，此六穴命名特点及主治功能有诸多相同之处，故被称为"治风六穴""六字风穴"[1][2][3]。"风字穴"多为诸阳经之会，临证取穴可使卫阳密固，能温分肉、充皮肤、肥腠理，"风字穴"疏风祛风力强[4]。风穴疏风效捷，此六穴既是风邪易袭之处，又是祛风的重要穴位[5]。有学者[6]认为一切与风邪（外风、内风）有关的疾病均可以风穴为主配伍治疗，其中风门、风市、翳风、秉风以治外风引起的病症居多，而风府、风池等穴则可内、外风证通治。葛开发等[7]从开阖枢角度诠释了风穴的调气机理，以及治疗"风象"病穴位的选择及运用。陆瘦燕[8]认为"市"代表经气聚集处，如"风市"即指此穴为下肢风气聚集之处，故善治中风偏枯，是祛风的要穴。

综上所述，在近代穴性理论中风市治风是有特指的，其主要治疗的是腰腿部之"风"（即拘挛、风痹冷痛、瘙痒等各种不适症状），而现代部分学者的论述有逐渐泛化风市所治之风的趋势。如果不对风市穴主治进行系统考察，在临床选穴治疗时若囿于腧穴名称中的"风"字和穴性理论的认识，则势必限制或误导腧穴主治应用和选穴范围，从而影响针灸临床疗效。

三、风市治风认识产生的背景

风市治风从早期零星记载到成为习惯性认识是多种原因综合作用的结果，

① 尚丽霞，金泽，张边坊，等 . "六字风穴"命名的意义［J］. 针灸临床杂志，2011，27（8）：65–66.

② 罗清平 . 浅谈十四经穴中的"风穴"［J］. 长沙民政职业技术学院学报，2004，11（4）79–80.

③ 曾永蕾 . "风"穴证治析［J］. 针灸临床杂志，2002，18（9）：10.

④ 冯新成，张智龙 . 针灸腧穴命名的临床意义［J］. 长春中医药大学学报，2013，29（2）：255–256.

⑤ 周云鹏 . 十四经腧穴命名的涵义及其临床价值［J］. 中医杂志，1982（1）：54–55.

⑥ 姚玉芳 . 风穴证治探讨［J］. 中国针灸，1999，19（2）：41–43.

⑦ 葛开发，梁永林，史光伟，等 . 基于"开阖枢"探讨"风穴"和"风象"病［J］. 中医药信息，2020，37（6）25–29.

⑧ 陆瘦燕 . 概述腧穴的命名［J］. 中医杂志，1962（11）：24–27.

最主要是在风市主治疾病的相关文献中出现大量与风有关的内容，随着近代穴性理论和建国后针灸教材照搬中药辨证论治诊疗模式的提出，影响到风市主治规律的归纳与凝练，从而形成"风市治风"的认识。

1.风邪：串联风市所治诸病的线索

古人认为风邪致病广泛，诸多疾病早期皆从风认识与治疗。出土文献中即可见大量关于风的论述。成都老官山汉墓《诸病一》是讨论疾病症候特点的专书，在130余支医简、2000余字中，论"风"的医简数量最多，概论了"风邪"致病广泛性、易变性和复杂性的特点[①]。至《黄帝内经》时则明确提出"风为百病之始"和"风为百病之长"，《黄帝内经》论述六淫之风邪频次最多，甚至设"风论"专篇介绍风邪致病特点。《诸病源候论》开篇前两卷即对风病诸候进行了详细阐述与探究，充分体现出风邪在当时病因认识上的重要性。从前文中医文献中可以看出，风市所主治脚气、中风等早期认识均与风邪相关，均从外风立论、归为风邪外袭，体现出"风"在众多疾病解释中的广泛性作用。

从风认识与论治的疾病远不止这几种，穴名中带有"风"字的经穴还有风池、风府、风门、翳风、秉风五穴，为何"风市治风"成为典型认识而在此予以讨论？这主要是因为风市所主治的脚气、中风、痹病以及风疹瘙痒诸疾发病时均可集中出现下肢症状，位于颈项的风池、风府、翳风以及肩背部的秉风、风门不具备风市这样单纯而典型的主治，便于形成"标签化"的表述。《黄帝内经》和《金匮要略》中风邪致病大致可分为中经、中腑和中脏3个主要层次，位于四肢的风市可以治疗初始"入侵"的风邪也容易理解。以上内容均是当下"风市治风"认识产生的重要基础。

2.穴性理论和针灸辨证论治体系影响下的产物

针灸作为中医重要组成部分，在其发展过程中不可避免地受到方药理论的影响，出现了类似于药性的穴性理论认识。早在宋代王执中《针灸资生经》序言中便有"不知病在巅者，必灸风池风府，非桂枝辈所能攻；病在膺者，必灸刺魂门，虽枳实辈不能下"[②]。明代吴崑《针方六集·旁通集》对于针药关系论述更为详细，认为"以药明针，亦一道也"，并且在"针药无二致"中认为：

---

① 叶莹，张琦，任玉兰，等. 老官山汉墓医简《诸病一》论"风"的内容与特点［J］.中华医史杂志，2018，48（3）：143-146.

② 王执中. 针灸资生经［M］//黄龙祥. 针灸名著集成. 北京：华夏出版社，1996.

"药有汗、有吐、有下、有温、有凉、有补；针亦能汗、能吐、能下、能温、能凉、能补。今须顿悟得破针理药理，何物使之若此，又何以更无二致，方入妙境"①。除此之外，书中还有大量关于针药关系的论述。

焦会元所著《会元针灸学》模仿中药的"性味"阐述五输穴功效主治，实为"穴性"之滥觞，书中第九节"风邪论及分类治法"对"风邪致病"予以详尽论述，其中在介绍腧穴治病原理时多次使用"去风""散风"等措辞②。焦氏学生陈光昌的穴性不再谈论"性味"，而是将功效直接等同于"穴性"，在具体论述腧穴时摒弃经络理论，将常用的86个穴分属气、血、虚、实、寒、热、风、湿八门，风市列于风门之中，其后的罗兆琚、曾天治、李文宪、承淡安诸均受其影响，在各自著作中均有转录②。承淡安在《针灸杂志》上除了刊登罗氏的《实用针灸学指要》，还在1933年2期刊登河北安国社员魏复乾的《致针灸学研究社众位社员书》，建议并附除风针、清痰针、利气针、健脾针、利便针、中满针等③。在这样的大背景下，"风市治风"便成为穴性理论中应有之义。值得一提的是，李文宪与承淡安后期对于穴性理论的认识都发生了转变。有学者对比分析李氏《针灸精粹》与《新编实用针灸学》的内容后认为，李氏在后书自序中所言《针灸精粹》中"不大好的"内容即"穴性"部分，并以神经解剖及经络学说予以替代②。承氏对"穴性"的认识则经历了20世纪30年代的可以借鉴到40年代的对"穴性"在经穴学中的合理性产生疑问，但认为或许有益于治疗，再到50年代认为针灸疗法与汤药不同，不再言及"穴性"的过程③。因此，虽然有学者零星讨论"风市治风"，但一直未能成为针灸学界主流认识。

民国时期中医正规学校教育的出现，对中医教材提出了切实的要求，"由于按药效分类的本草易于学习运用，20年代前后中医药学校多仿照此体例编写教科书"，这为"穴性"理论的提出提供了方法借鉴。"穴性"的提出，在民国并未掀起很大波澜，晚期基本未有教材引用此理论。直至建国后，其有了诸多发展，成为"针灸处方模式"的基础，又衍生出"针灸辨证论治体系"④。自

---

① 吴崑. 针方六集［M］//黄龙祥. 针灸名著集成. 北京：华夏出版社，1996.

② 叶明柱，胡追成. 民国针灸医家对"穴性"的认识［J］. 中医文献杂志，2019，37（2）：26-28.

③ 叶明柱，胡追成. 民国针灸医家对"穴性"的认识（续完）［J］. 中医文献杂志，2019，37（3）：18-21.

④ 赵璟. 民国时期针灸教育研究［D］. 南京：南京中医药大学，2017.

1961年第1版针灸学统编教材《针灸学讲义》教材始，针灸学教材致命伤是照搬中药辨证论治诊疗模式①，治疗选穴时认为腧穴可像中药一样祛风、散寒、除湿、清热……至此，原有零星讨论的"风市治风"，在近代穴性理论和现代针灸辨证论治体系共同影响下逐渐成为约定俗成的认识而被普遍接受，直到今天仍有学者倡导穴性理论，从而提出"治风六穴"和"风字穴"②③④。

四、风市治风内涵的深刻解读

《中医基础理论》⑤在阐述中医辨证论治内容时提到异病同治与同病异治，前文有关"风市治风"的讨论充分体现出针灸与方脉辨证论治体系的不同，针灸可着重体现为"辨位论治"，以"异病同位，同位同治"为例详细介绍。

1.异病同位

古代中医文献在描述风市主治时常较为笼统，有的只言疾病病名，如脚气、中风，但实际上风市并非主治该病的全部或全身症状。有学者通过对古代针灸腧穴文献的系统考察，发现其对腧穴主治的描述多为症状，而不是具体的病；即使某些穴的主治中出现病名，也多伴随具有辨证意义的特异性症状（群）⑥²⁹。仔细分析可知，脚气、中风、风痹冷痛以及风疹瘙痒诸病的发病部位均为下肢。

在魏晋隋唐时期的医疗文献中，脚气病发作时往往出现下肢拘挛不适，古代医家治疗选穴包括风市、足三里、上廉、下廉、绝骨等人体下肢诸要穴。历代治疗中风的针灸文献极为丰富，其中较为常见的是中风后的半身不遂症状，发病部位主要集中于四肢部。《景岳全书》在"非风"（笔者注：即中风）灸法治疗中，将中风分为"非风卒厥危急等证""非风连脏，气塞涎上，昏危不语等证""口眼歪斜以及手足不遂、偏枯等证"。在前两种证候下并没有选取风

---

① 张树剑，黄龙祥，赵京生，等. 对针灸"辨证论治"的回顾与省思［J］. 中国科技史杂志，2016，37（1）92-99.

② 尚丽霞，金泽，张边坊，等. "六字风穴"命名的意义［J］. 针灸临床杂志，2011，27（8）：65-66.

③ 罗清平. 浅谈十四经穴中的"风穴"［J］. 长沙民政职业技术学院学报，2004，11（4）79-80.

④ 曾永蕾. "风"穴证治析［J］. 针灸临床杂志，2002，18（9）：10.

⑤ 王键. 中医基础理论［M］. 2版. 北京：中国中医药出版社，2016：10.

⑥ 黄龙祥，黄幼民. 针灸腧穴通考：《中华针灸穴典》研究［M］. 北京：人民卫生出版社，2011.

市，即使是手足不遂、偏枯也并非仅选风市，而是按部取穴，选穴包括：百会、肩髃、曲池、风市、环跳、足三里、绝骨[①]1000-1001。有研究者通过对隋唐至明清时期治疗中风后半身不遂的选穴规律及配穴特点进行分析，对使用频数超过20次的穴位（共37个穴位）进行聚类分析，获得的5个有效聚类群中亦有环跳–委中–阳陵泉–风市–悬钟[②]。至于痹证更是如此，下肢是常见发病部位，选穴时以病痛处为主，甚至不强调腧穴，根据肩、肘、腕、脊背、髀、股、膝、踝等不同的病变部位进行选穴[③④]。对于痹证、风疹瘙痒等可发作于全身各处的疾病来说，若仅强调风市穴的治疗作用难免捉襟见肘。因此，需要将讨论的重心从诸病转移到共同出现的下肢部位，尤其是风市穴所在，此即"异病同位"。

2.同位同治

如上所述，古代医家在治疗某些疾病时会根据发病部位广泛选穴，而非仅选取风市一穴，风市主要针对的是腧穴所在及其邻近部位的病症。有研究者[⑤]29认为腧穴主治表述的主要模式应该是以特定部位概括，或者在所概括的"部位"下列举出最成熟、最常用的病症。因此，无论腧穴主治病症及中医对病症的认识发生何种变化，只要其症状仍反应于腧穴局部及其邻近，便可以取相应腧穴治疗。故脚气、中风、风疹瘙痒以及风痹冷痛等诸多疾病中凡出现下肢症状，尤其是风市位置邻近的便可以选取风市。王执中《针灸资生经·足杂病》曰："膝以上病，宜灸环跳、风市；膝及以下病，宜灸犊鼻、膝关、三里、阳陵泉；足踝以上病，宜灸三阴交、绝骨、昆仑；足踝以下病，宜灸照海、申脉。然须按其穴酸疼处，灸之方效"[⑥]319。再如《针灸聚英·玉龙赋》卷四上云："风市阴市，驱腿脚之乏力。阴陵阳陵，除膝肿之难熬。商丘解溪丘墟，脚痛堪追。太溪昆仑申脉，最疗足肿之迍"[⑦]。

① 张介宾. 景岳全书［M］//李志庸. 张景岳全书. 北京：中国中医药出版社，1999.

② 刘伟，艾坤，唐旖雯，等. 基于信息可视化数据挖掘隋唐至明清时期针灸治疗中风后半身不遂选穴规律研究［J］. 湖南中医药大学学报，2020，40（8）：1027-1032.

③ 张树剑，黄龙祥，赵京生，等. 对针灸"辨证论治"的回顾与省思［J］. 中国科技史杂志，2016，37（1）：92-99.

④ 赵京生. 针灸治疗理论建设探讨——以针灸治痹为例［J］. 北京中医药大学学报（中医临床版），2012，19（5）：7-11.

⑤ 黄龙祥，黄幼民. 针灸腧穴通考：《中华针灸穴典》研究［M］. 北京：人民卫生出版社，2011.

⑥ （宋）王执中. 针灸资生经［M］//黄龙祥. 针灸名著集成. 北京：华夏出版社，1996.

⑦ （明）高武. 针灸聚英［M］//黄龙祥. 针灸名著集成. 北京：华夏出版社，1996.

随着后世医家对疾病认识的深入，脚气、风痹冷痛、中风、风疹瘙痒各病中的"风"也随之边缘化，甚至消失，这类对疾病"解释性"的内容被创新的理论取代。但是疾病相应病症的发病部位不会因此而改变，古人据此选取的风市诸穴也必然不变，此即"同位同治"。这充分反映出针灸临证更注重根据病变部位的特点辨病位选穴——明代医家概括为"看部取穴"①，即亦有学者提出的腧穴的治疗作用和意义，首先体现在腧穴普遍具有的近治作用方面②。

五、结语

风市穴最初主治与风密切相关疾病是脚气，但该穴也仅是一组要穴之一，这组要穴主要分布于病症出现的部位。尔后在中风、痹证、瘙痒等俱从风论治的疾病选穴中，风市穴均为其中之一，这些疾病所出现的症状部位均包含风市穴局部及其邻近位置。风市作为"治风之要穴"，出于《针灸资生经》，此处之"风"乃指中风，而非一般意义上的致病风邪。因此，风市之所以能作为要穴之一主治与风相关的诸病，关键在于其所处位置在病症表现或邻近部位。但无疑"治风之要穴"这种表述形式以及风市穴主治与风相关诸病的记载，促使后代医家以"标签化"的方式看待风市的主治特点，随着穴性理论讨论的深入以及有关认识通过著名医家、教材对学界产生的一定影响，形成了"风市治风"的习惯性认识。由此可以看出，从临床实践中总结得出的风市能主治与风密切相关诸病的知识，再到"治风之要穴"，再到穴性理论影响下对风市主治特点的凝练，再到当下的"风市治风"，由实践而来的针灸知识在归纳、凝练、提升的过程中，受表述形式、理论认知等多种因素的影响，逐渐演化，同时也因此遮蔽了这种认识最初所指向的实践内涵。对于古代针灸学术，以往着力较多的是概念术语的考证、理论框架的梳理，而对于知识性层面的内容，则因其较为繁多、复杂，系统性研究相对较为缺乏。但这些知识性内容又牵涉到针灸的各个方面，很多还与临床密不可分，实际应用价值较高，实有必要对其加以重视，才能厘清有关习以为常的认识，正确解读其学术内涵与实践内涵，促进其传承好、发展好、利用好。

---

① 黄龙祥，黄幼民. 针灸腧穴通考：《中华针灸穴典》研究［M］. 北京：人民卫生出版社，2011.

② 赵京生. 论腧穴的基本作用：近治作用［J］. 中国针灸，2015，35（11）：1196–1198.

追本溯源，穷流知变——"丰隆治痰"考证

作为当下一种较为普遍的学术认识，"丰隆治痰"在针灸临床有广泛的运用。近年来，不少学者进行了有关丰隆治疗高脂血症的研究[①②③④]，一致认为"治痰要穴"丰隆作为足阳明胃经之络穴，一络通两经，善治胃经与脾经病症，通过健脾和胃、化痰利湿的作用展现出其在治疗高脂血症的独特优势。但是丰隆作为治痰要穴被选用的认识源自何处、如何传承与发展，以往研究中关注不多，辨之未深，仅解秸萍等[⑤]对丰隆穴化痰作用的渊源和穴性进行了简要论述，同时从肺、胃、免疫、脂质代谢和脑肠肽的角度对其化痰机制进行了探讨。因此，本文从学术史的角度出发，探讨"丰隆治痰"认识产生的背景与演变情况，以期为临床治疗和实验室研究提供更扎实的理论依据。

一、丰隆治痰的古今文献梳理

丰隆作为络脉最早见于《灵枢·经脉》："足阳明之别，名曰丰隆，去踝八寸，别走太阴；其别者，循胫骨外廉，上络头项，合诸经之气，下络喉嗌。其病气逆则喉痹瘁瘖，实则狂颠，虚则足不收，胫枯，取之所别也。"《针灸甲乙经》中丰隆穴主治病症为："厥头痛，面浮肿，烦心，狂见鬼，善笑不休，发

---

① 解秸萍，刘桂玲，乔晋琳，等. 电针丰隆穴调节血脂的多中心随机对照研究［J］. 中国针灸，2009，29（5）：345-348.

② 张红星，张唐法，周利，等. 电针丰隆穴治疗高脂血症临床研究［J］. 针灸临床杂志，2007，23（4）：7-8.

③ 张宝珍，张凯，刘玉珍. 针灸丰隆治疗高脂血症临床随机对照试验Meta分析［J］. 中国中医药信息杂志，2014，21（8）：11-15.

④ 刘迈兰，张国山，李成文，等. 针灸治疗高脂血症随机对照临床试验的系统评价［J］. 辽宁中医杂志，2015，42（11）：2065-2070.

⑤ 解秸萍，李晓泓，李蔚，等. 丰隆穴化痰作用及机制探讨［J］. 针灸临床杂志，2006，22（1）：1-4，58.

于外有所大喜，喉痹不能言"。此后《备急千金要方》《太平圣惠方》《铜人腧穴针灸图经》等所载丰隆穴主治较前略有增减变化，但均未涉及痰。

1. 丰隆始见治痰

丰隆治痰的认识首见于元代王国瑞编集的《扁鹊神应针灸玉龙经·玉龙歌》[①]424-425。

伤风

伤风不解咳频频，久不医之劳病终，咳嗽须针肺俞穴，痰多必用刺丰隆。

劳证

传尸劳病最难医，涌泉穴内莫忧疑，痰多须向丰隆泻，喘气丹田亦可施。

这两条歌诀的共同特点是在治疗肺系疾病"伤风"和"劳证"时，丰隆皆仅作为配穴用来治疗两病共有的兼症——"痰多"。与此相应，《扁鹊神应针灸玉龙经·六十六穴治症·戊足阳明胃之经》[②]440载丰隆穴主治为"治……大小便难，寒喘嗽急，喉痹，气逆。"丰隆穴下也开始出现与痰相关的主治。有学者[③]认为治疗劳病针灸方中的丰隆仅为配穴，"传尸劳病"不作归纳丰隆腧穴主治用。但是传尸劳病之痰多或可作为丰隆穴主治。

明初《医学纲目》载有大量金元时期针灸专书及方书中的针灸方，与"丰隆治痰"直接相关的文献有以下两条。

（1）《医学纲目·阴阳脏腑部·劳瘵骨蒸热》[④]87载："《玉龙》传尸劳：涌泉（第二足趾端量至根尽折中是。针三分，泻六吸。伤寒及劳瘵之症，有血可治，无血必危。凡欲出血，刺入二分，便须弹指。）丰隆（此穴治痰，针入一寸，泻十吸。）丹田（此穴治气喘，针入三分，补二呼。）"有学者认为《扁鹊神应针灸玉龙经》久无刊本，流传不广，故《医学纲目》未引录《玉龙经》原文，其所引"玉龙""玉"针方系引自当时别行的《玉龙歌》单行本。本条丰隆穴后楼英注

---

① （元）王国瑞. 扁鹊神应针灸玉龙经［M］// 黄龙祥. 针灸名著集成. 北京：华夏出版社，1996.

② （元）王国瑞. 扁鹊神应针灸玉龙经［M］// 黄龙祥. 针灸名著集成. 北京：华夏出版社，1996.

③ 武晓冬. 古代针灸治疗歌赋腧穴主治探讨［D］. 北京：中国中医研究院，2005：67.

④ （明）楼英. 医学纲目［M］. 北京：中国中医药出版社，2011.

明可"治痰"，但仍属"劳瘵骨蒸热痰多"之"有形之痰"的范畴[①]438。

（2）《医学纲目·脾胃部·内伤饮食百病皆生于痰》[②]449载："《撮》诸痰为病，头风喘嗽，一切痰饮：丰隆、中脘。"本条不仅直接列于"脾胃部"，而且与"百病皆生于痰"相对应的是针灸方主治的"诸痰为病"和"一切痰饮"，但两者可能更偏向于"中脘"主治，引文中的"头风喘嗽"才是"丰隆"的主治病症。《窦太师秘传·头风门》[③]中有两处提到选取丰隆治疗头风，一处是"浑头风，头痛如破，重如石，胃寒则热，过热则散：灸百会、上星，刺风府；未愈，次丰隆泻之"，另一处是"凡一切头风，眉棱骨痛，眼昏目赤：泻攒竹，次泻丰隆。"作为胃的募穴以及腑会的中脘其主治范围更加广泛，例如《琼瑶神书》载中脘主治"心痛，泻；翻胃吐食，补；痰饮，先补后泻；六腑皆治。"[④]1324由于丰隆、中脘两穴在此处为针灸方，《医学纲目》中没有收录其他相关文献，因此，在此处很难将两者主治完全区分开，后文对此有详细论述。

此外，《医学纲目·肺大肠部·喘》[②]607记载："《桑》哮喘：丰隆三寸半。"《针灸聚英》卷四收载的《肘后歌》[⑤]748亦云："哮喘发来寝不得，丰隆刺入三寸深。"至于哮喘，王执中在其《针灸资生经》中提出哮喘之名，"予知是痰为梗"，认为哮喘病机与痰有关[⑥]。元代朱丹溪《丹溪心法·喘论》把哮喘从笼统的"上气""喘鸣""喘促"中分离出来，成为一个独立的病名，并阐明其病机"哮喘必用薄滋味，专主于痰"[⑦]。有学者认为古代针灸腧穴文献对腧穴主治的描述多为症状，而不是具体的病，即使某些穴的主治中出现病名，也多伴随具有意义的特异性症状。由此观之，本条虽然没有明确指出丰隆穴治痰，但是结合哮喘的临床表现、金元医家对哮喘的认识以及前文对头风喘嗽的分析可知，此处丰隆当主治哮喘病中的痰多症[⑧]29。虽然《医学纲目》辑录的《玉龙》

① 黄龙祥. 针灸典籍考［M］. 北京：北京科学技术出版社，2017.

② （明）楼英. 医学纲目［M］. 北京：中国中医药出版社，2011.

③ 佚名. 盘石金直刺秘传［M］//黄龙祥，黄幼民. 元代珍稀针灸三种. 北京：人民卫生出版社，2008：304.

④ 黄龙祥，黄幼民. 针灸腧穴通考［M］. 北京：人民卫生出版社，2011.

⑤ （明）高武. 针灸节要聚英［M］//黄龙祥. 针灸名著集成. 北京：华夏出版社，1996.

⑥ 姜德友，彭芃，张志刚. 哮病源流考［J］. 中华中医药学刊，2009，27（9）：1808–1811.

⑦ 赵毅涛，虞坚尔，白莉，等. 中医古代文献对哮喘的认识溯源［J］. 上海中医药杂志，2009，43（10）：51–52，78.

⑧ 黄龙祥，黄幼民. 针灸腧穴通考［M］. 北京：人民卫生出版社，2011.

《撮》和《桑》原书已经亡佚，但由于3条文献分别散见于3本金元时期不同的书籍中，所以丰隆"治痰"可能已是当时医家共识。总之，丰隆穴治痰始见于金元时期文献中，此时所治之"痰"仅为呼吸道排出的"有形之痰"。

2.治痰要穴丰隆

明代徐凤编纂的《针灸大全》[1]522-529卷四为金元针灸大师窦汉卿针论选集，其中《八法主治病症》篇中有两处提到丰隆治痰。第一处出现在"呕吐痰涎，眩晕不已"条下，先取公孙穴，后取丰隆等三穴以应之，从咳喘之痰到呕吐之痰，丰隆所治之痰内涵有所扩大，但仍为有形之痰；第二处出现在"哮喘气促，痰气壅盛"条下，先取列缺穴，后取丰隆等四穴以应之。有学者认为"八法主治病症"篇实系徐凤据《针经指南》与另一部针灸方书（书名、著者均不详，不知与窦氏有无关系）合编而成，但所录针灸方书与窦氏八穴主治症原文无直接关系[2]541。经与《针经指南》[3]375-377对比发现（见表1），该篇各病症后的选穴均不见于《针经指南》，可能为不知名针灸书中的内容。

表1 《针经指南》与《针灸大全》中关于八法主治病症的对比

《针经指南》	《针灸大全》
公孙穴主治二十七证	公孙二穴通冲脉，脾之经，在足大指内侧本节后一寸陷中。
九种心痛　心胃	令病人坐，合两掌相对取之，主治三十一证。
痰膈涎闷　心胃	凡治后证，必先取公孙为主，次取各穴应之
右件病证，公孙悉主之。	呕吐痰涎，眩晕不已。
先取公孙，后取内关。	丰隆二穴　中魁二穴　膻中一穴
列缺穴主治三十一证	列缺二穴　通任脉，肺之经，在手腕后一寸五分，是两穴。
寒痛泄泻　脾	相来盐指头尽处是穴，两筋间。主治三十三证。
咳嗽寒痰　肺	哮喘气促，痰气壅盛。
丰隆二穴　俞府二穴　膻中一穴　三里二穴	

---

① （明）徐凤. 针灸大全［M］//黄龙祥. 针灸名著集成. 北京：华夏出版社，1996.

② 黄龙祥. 针灸典籍考［M］. 北京：北京科学技术出版社，2017.

③ （金元）窦汉卿. 针经指南［M］//黄龙祥. 针灸名著集成. 北京：华夏出版社，1996.

《针灸大全》对《针经指南》的改编随着后世医书的转引而影响深远。《医学入门》的《针灸》篇主要采自李梴所受五家针法并徐凤《针灸大全》等书而编成[①]585。《医学入门·内集卷一·针灸·治病要穴》[②]235载："丰隆主痰晕，呕吐，哮喘。"本条很可能是作者据《针灸大全》将丰隆主治特点凝练改编而成，但是李梴将《针灸大全》当中《八法主治病症》篇下两个针灸方的主治内容皆归于丰隆一穴似有不妥。此处以治疗"呕吐痰涎，眩晕不已"针灸方中的中魁穴为例，该穴在《扁鹊神应针灸玉龙经·玉龙歌》[③]422中载："翻呕不禁兼吐食，中魁奇穴试看看。"《针方六集·神照集·附：<针经>不载诸家奇穴》[④]1066中更是明确指出"中魁二穴……治翻胃吐食，眼疾，心疼痛。"因此，李梴的不合理改编不仅导致丰隆主治之痰内涵的拓展泛化，而且也使丰隆穴地位得以提升至"治病要穴"。

3.一切痰饮

日本宫内厅书陵部藏《针灸捷径》一书，明刻本，作者佚名，本书分为上下两卷。上卷综论总括了禁针穴道、禁灸穴道、血忌、定发际法、论同身寸法和针法秘旨等内容，下卷绘制治病穴法186图，按病症立项，是已知最早以病症为纲的针灸图谱[⑤]241。有学者认为该书直接采用的主要文献为宋代王执中的《针灸资生经》与元代佚名氏的《针灸集成》二书，上卷腧穴部分全抄自南宋王执中《针灸资生经》一书，下卷所载针灸方主要据《针灸集成》改编，改编时仍主要参考了《针灸资生经》，间或采用了元明医书的少量内容[⑥]543-545。改编者将原书一版甚至二版针灸方内容压缩集中在半版中，导致原书的文字部分被大量压缩只得在配图中反映出来，编者对配图中不同来源的针灸方又未做明确说明，极易使读者产生误解。"痨瘵传尸"和"一切痰饮之证"配图中的穴位数目众多，但前者的文字记叙部分只有丰隆、膏肓和肺俞穴解（图2），后者除了错置的"消渴有三"方解再无其他文字描述（图3）。

① 黄龙祥. 针灸典籍考［M］. 北京：北京科学技术出版社，2017.
② （明）李梴. 医学入门［M］. 北京：人民卫生出版社，2011.
③ （元）王国瑞. 扁鹊神应针灸玉龙经［M］//黄龙祥. 针灸名著集成. 北京：华夏出版社，1996.
④ （明）吴崑. 针方六集［M］//黄龙祥. 针灸名著集成. 北京：华夏出版社，1996.
⑤ 马继兴. 日本现存中国稀觏古医籍丛书［M］. 北京：人民卫生出版社，1999.
⑥ 黄龙祥. 针灸典籍考［M］. 北京：北京科学技术出版社，2017.

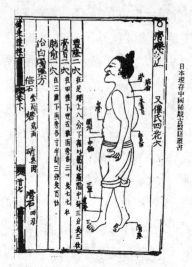

图2 《针灸捷径》痨瘵传尸

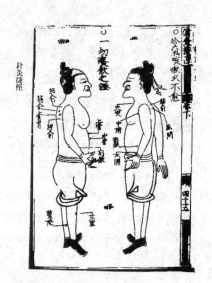

图3 《针灸捷径》一切痰饮之证

"痨瘵传尸"与"一切痰饮之证"二病虽不见于《针灸集成》，但可于《针灸资生经》与《玉龙歌》中找到相关文献。观察比较后发现，这两组腧穴实际上是对前人书中涉及的相关病症的综合整理。有学者亦认为《针灸捷径》是用前人医书改装而成，并且某些针灸方直接据《针灸资生经》卷三至卷七内容组方[1]544。《针灸捷径》"痨瘵传尸"配图中的"百劳、肺俞、膏肓、中管（脘）、关元、中极、肾俞、三里、丰隆、涌泉"10穴，除丰隆皆见于《针灸资生经》卷三"虚损"和"痨瘵（传尸骨蒸羸瘦）"条下[2]270-272，但不可简单地认为配图中腧穴完全依照《针灸资生经》组方。原因有二，其一，《针灸捷径》并没有采用《针灸资生经》中的"大椎"与"丹田"之名，取而代之的是"百劳"和"关元"，认为"百劳"是"大椎"别名的观点首见于《扁鹊神应针灸玉龙经》的《玉龙歌》[2]33-35；其二，丰隆参与痨瘵传尸的治疗首见且仅见于《玉龙歌》及其注文系统中。因此配图中腧穴除了摘自《针灸资生经》，还可能受到《玉龙歌》的影响，看似仅缺丰隆1穴，实则是采自《玉龙歌》治疗劳证的涌泉、丹田及丰隆3穴针灸方。

"一切痰饮之证"中的穴位组成更加复杂。图中肺俞、膈俞、膏肓、脾俞、上管、中管、列缺、三里、丰隆9穴中见于《针灸资生经》卷四"痰涎（痰饮

---

① （宋）王执中. 针灸资生经［M］//黄龙祥. 针灸名著集成. 北京：华夏出版社，1996.

② 赵京生. 针灸学基本概念术语通典［M］. 北京：人民卫生出版社，2014.

吐沫余见唾）"[1]303 的仅有膈俞、膏肓与上管，观余下穴位，肺俞、丰隆或采自《玉龙歌》中的"伤风"，也不能完全排除来自《医学纲目》所引《撮》文献的可能。但最主要的是改编者有意整合与痰饮相关的腧穴于一图之中，名之曰"一切痰饮之证"。理由有二：从体例来说，《针灸捷径》中还首见"一切脾寒发疟""一切泻痢""一切呕吐""一切水肿"以及"一切气疾"，书中共6条以"一切……"命名的病症说明是编者有意为之，而非偶然；从配图中腧穴组合情况来看，肺俞、列缺、脾俞、中脘、三里、丰隆似是从肺脾论治痰饮，并将相关穴位整理归纳而成。改编者的这种做法意图有二：其一，"一切"似有通治之意，执简驭繁，将某病有关的穴位归纳概括于一图中方便医者选用；其二，"一切"有夸赞神化腧穴疗效之意。两者的最终目的都是使书籍畅销，这也是唯利是图的书商们会采取的惯用手法[1]544。此"一切痰饮之证"主体仍是指有形之痰，但因其命名含糊且穴位组合复杂，配图下又没有具体的文字说明，无法明确"一切痰饮"具体所指为何，而后人若仅从字面分析"一切痰饮"则极易简单理解为"无形之痰"。

明代医家吴崑编撰的《针方六集·兼罗集·玉龙歌》[2]1123-1124 里的丰隆穴就出现了类似的情况。

咳嗽痰多五十五

伤风不解嗽频频，日久难医劳病成，咳嗽须针肺俞穴，痰多必用丰隆轻。

（肺俞，穴在背第三椎下两旁各一寸五分。针入一分，沿皮向外一寸半，看虚实补泻，可灸五十壮。治肺家嗽红痰，并久嗽，先补；寒痰，单补。丰隆，穴在外踝上八寸，胻外廉陷者中，针入二寸半，看症虚实补泻，可灸二七壮。治一切痰饮。）

传尸痨病六十五

传尸痨病最难医，涌泉穴内疗虚危，痰多须向丰隆泻，气喘丹田亦可施。

（涌泉，穴在足心陷者中，屈足蜷趾宛宛内。针入三分，先补后泻。伤寒痨瘵，有血可疗，无血则危，欲出血须弹针。丰隆，法取如前。丹田，穴在脐下二寸。刺入五分，灸二七壮。）

---

① 黄龙祥. 针灸典籍考［M］. 北京：北京科学技术出版社，2017.
② （明）吴崑. 针方六集［M］//黄龙祥. 针灸名著集成. 北京：华夏出版社，1996.

虽然此处在丰隆穴后注"治一切痰饮"，但是联系"咳嗽痰多"的命名及两病的主要临床表现后可知，此处的"一切痰饮"实际上仍为呼吸道排出之有形之痰。不仅如此，该书卷五《纷署集》[①]1117为腧穴主治专集，篇中也明确提出："丰隆二穴，主腿膝酸，屈伸难，痰饮壅盛，喘不得宁，头风厥逆，胸满腹痛，面浮四肢肿……"，可见丰隆主治确为有形之痰。虽然此时丰隆主治实质上未变，但在形式上已经开始泛化，"一切痰饮"的这种表述方式极易被误解为"无形之痰"，为后世丰隆主治实质的泛化做了铺垫。

《针灸大全》的《八法主治病症》篇、《玉龙歌》及其注文系统、《针灸聚英》的《肘后歌》以及《医学入门》的《治病要穴》篇除了随其所在各书对后世针灸学产生影响以外，以上诸篇又收录于中国针坛影响最大的一部学术名著《针灸大成》当中，这使得"丰隆治痰"对后世针灸学的影响进一步扩大。

4.诸痰饮病

伴随着中医药的海外传播，中医学对朝鲜医学产生了深刻影响。"丰隆治痰"在传播过程中再一次发生嬗变。《东医宝鉴》由朝鲜李氏王朝医家许浚于1610年编著而成，是韩医学引进中医学并开始本土化的代表性著作[②]11-12。有学者[③]统计在《东医宝鉴》所有引用的文献中，《医学纲目》被引用的频次极多，但与《医学纲目》原文相比，许浚在引用文献时多在理解原著医学思想的基础上用更为精炼的话语进行表达，虽然这样可以使引文含义不致冗长繁杂，但同时也会导致部分理论的演变与歧义的产生。《东医宝鉴·内经篇》卷之二《痰饮》[④]载："诸痰饮病，取丰隆、中脘。胸中痰饮，吐逆不食，取巨阙、足三里（《纲目》）……"。比较后发现，《东医宝鉴》中辑录的这条文献，因为删除了具有辅助诊断意义的"头风喘嗽"（见表2），使得所治之痰内涵泛化，即丰隆主治不再局限于"头风喘嗽"之"有形之痰"范畴，而与中脘配合，可以治疗"诸痰饮病"的"无形之痰"。

① （明）吴崑. 针方六集［M］//黄龙祥，主编. 针灸名著集成. 北京：华夏出版社，1996.

② 朱建平. 许浚与《东医宝鉴》［J］. 中国中医基础医学杂志，2009，15（1）.

③ 党志政.《东医宝鉴》引录中医文献研究［D］. 北京：中国中医科学院，2015.

④ （明）许浚. 东医宝鉴［M］. 太原：山西科学技术出版社，2018：84.

表2 各书中关于"诸痰为病"的表述方式

出处	表述方式
《医学纲目》	《撮》诸痰为病，头风喘嗽，一切痰饮：丰隆、中脘。
《东医宝鉴》	痰饮 针灸法：诸痰饮病，取丰隆、中脘。
《勉学堂针灸集成》[①]	痰饮 针灸法：诸痰饮病，取丰隆、中脘。
《中国针灸学》[②]	痰饮：诸凡痰饮，必取丰隆、中脘。
1957版《针灸学》[③424]	痰饮：诸凡痰饮，必取丰隆、中脘。

《东医宝鉴》除了本身在中国流传很广以外，其针灸篇及其他各篇末所附针灸方均被清代《勉学堂针灸集成》一书所辑录[④629]。晚清周树冬的《金针梅花诗钞》、民国时期代表人物承淡安的代表作《中国针灸治疗学》均以《勉学堂针灸集成》作为重要参考文献[②670]。不仅如此，新中国成立以后，承淡安的《中国针灸学》以及1957版《针灸学》的相关章节中明确指出内容引用自《勉学堂针灸集成》。因此，这种影响一直延续到晚清、民国时期以及当代针灸学教材。

5. 早期教材中的丰隆穴主治

《针灸学》教材自1961年第1版出版以来，至今已连续出版至第10版。第1~6版教材丰隆穴主治中的"痰多"始终与"喘哮""咳嗽"等肺系病症共同出现。其中，第1版《针灸学讲义》，是1949年以后针对院系教育的第一套统编教材，该版教材编写以1959年《简明针灸学》为蓝本，而《简明针灸学》实为1957年版《针灸学》的简本[⑤]。有学者考证《循经考穴编》是现行全国高等院校中医专业统编教材《针灸学》所载腧穴主治症所采用的主要腧穴文献之一[⑥]。《循经考穴编·足阳明胃》丰隆穴下引文为"一云：禁灸，犯之腿肿。主哮喘气急，一切风痰壅盛……"[⑦1149]。经过对比后发现（见表3），1957年版《针灸学》和第1版《针灸学讲义》在引用时稍加改动，去掉"一切"的这种主治表

---

① （清）廖润鸿. 勉学堂针灸集成［M］. 北京：人民卫生出版社，1994：98.

② 承淡安. 中国针灸学［M］. 北京：人民卫生出版社，2008：488.

③ 江苏省中医学校针灸学科教研组. 针灸学［M］. 南京：江苏人民出版社，1957.

④ 黄龙祥. 针灸典籍考［M］. 北京：北京科学技术出版社，2017.

⑤ 岗卫娟，武晓冬，王芳，等. 统编教材中针灸适宜病症的研究［J］. 中国针灸，2017，37（3）：339-342.

⑥ 岗卫娟.《杨氏家传针经图像》考［D］. 北京：中国中医科学院，2007.

⑦ （明）严振. 循经考穴编［M］//黄龙祥. 针灸名著集成. 北京：华夏出版社，1996.

达，以后教材多有沿袭，丰隆穴主治变化不大。因此，早期教材中丰隆主治之痰为呼吸道排出之"有形之痰"。

此外，中国中医科学院图书馆藏一清抄本，书名题为《杨氏家传针经图像》，这部书中所载腧穴刺灸法并主治症与《针方六集》所录"窦氏"及《循经考穴编》所录"一法"内容非常相似，有学者认为是《窦太师针经》的传本[1]448-480。《杨氏家传针经图像》[2]关于丰隆的论述为："丰隆二穴，在足外踝上八寸。平针入二寸半，灸二七壮。大治痰饮壅盛，喘满不能动止，泻；头风晕，补之。"此书中丰隆所治之痰亦为有形之痰。

表3　早期教材中的丰隆穴主治表述及渊源

出处	丰隆穴主治
《循经考穴编》	主哮喘气急，一切风痰壅盛……
1957版《针灸学》	胸腹疼痛，呕吐，喘哮气急，风痰壅盛……
第1版《针灸学讲义》[3]42	哮喘气急，风痰壅盛，胸腹疼痛……
第2版《针灸学讲义》[4]60	胸痛，哮证，气喘，痰多，咽喉肿痛……
第4版《针灸学》[5]40	头痛，痰嗽，肢重，便秘，水肿……
第5版《针灸学》[6]43	头痛，眩晕，痰多咳嗽，呕吐，便秘……
第6版《针灸学》[7]56	痰多，哮喘，咳嗽，胸痛……

综上所述，中医之"痰"因其概念缺乏清晰的表达，导致同一概念包含多层涵义，抑或可有不同的理解及运用。例如，前文中提到的"痰多""诸痰为病""一切痰饮""痰晕""一切风痰壅盛"以及"大治痰饮壅盛"，各概念之间缺乏明确的界定，如果不仔细考证，各处"痰"究竟是"有形之痰"还是"无形之痰"难以分辨。通过对相关文献的分析可知，虽然历代文献中丰隆所治之"痰"的表述形式不尽相同，但是不同的概念却表达着相同的内容，即丰隆主治呼吸道排出的"有形之痰"。

① 黄龙祥. 针灸典籍考［M］. 北京：北京科学技术出版社，2017.
② 杨氏家传针经图像。清抄本，现藏于中国中医科学院图书馆古籍室。
③ 南京中医学院针灸教研组. 针灸学讲义［M］. 北京：人民卫生出版社，1961.
④ 南京中医学院. 针灸学讲义［M］. 2版. 上海：上海科学技术出版社，1964.
⑤ 南京中医学院. 针灸学［M］. 4版. 上海：上海科学技术出版社，1979.
⑥ 邱茂良. 针灸学［M］. 5版. 上海：上海科学技术出版社，1985.
⑦ 孙国杰. 针灸学［M］. 6版. 上海：上海科学技术出版社，1997.

二、治痰何以取丰隆

传统中医理论认为早期痰之含义多指排出体外之黏液、积聚体内之涎液，亦指因痰饮所致之病症，论治时虽然认为五脏与痰浊之生成和蓄积皆密切相关，但脾胃极其关键。如《诸病源候论·虚劳病诸候·虚劳痰饮候》[①]60卷三中云："劳伤之人，脾胃虚弱，不能克消水浆，故为痰饮也。"脾胃虚弱，失于健运，则水湿聚而生痰。《太平圣惠方》[②]536继承其说，并于卷第二十八专列"治虚劳痰饮诸方"，认为"痰者是涎液结聚在于胸膈，停积不散，故为痰饮也。"《黄帝素问宣明论方·痰饮门》卷九[③]256下设"痰饮总论"一节明确提出"夫嗽者，五脏皆有嗽，皆因内伤脾胃，外感风寒"。《素问病机气宜保命集》[④]97中《咳嗽论》认为"嗽是无声而有痰，脾湿动而为痰也"。《丹溪心法·痰十三》卷二[⑤]78-79附录更是明确提出"痰之为患，为喘为咳，为呕为利，为眩为晕……皆痰饮所致……百病中多有兼痰者，世所不知也。"论治时认为"实脾土、燥脾湿，是治其本也。"可见当时医家认为脾胃功能失调是痰病形成的主要病因病机。

丰隆穴化痰作用的确立与金元时期脾胃学说的兴起及对脾胃在痰病形成过程中重要性的认识有很大的关系[⑥]，但是当从脾胃论治痰饮病症思想指导下的针灸选穴时，丰隆穴并非一直都是首选。李东垣认为痰涎生成的关键在于脾胃气虚[⑦]，其在《脾胃论》[⑧]54-56中多有论述。例如，治"当从胃合三里穴中推而扬之，以伸元气。""气在于肠胃者，取之足太阴、阳明；不下者，取之三里。章门、中脘、三里……有一说，腑输，去腑病也，胃虚而致太阴无所禀者，于足阳明

①　（隋）巢元方. 诸病源候论［M］. 北京：人民卫生出版社，2013.
②　（宋）王怀隐. 太平圣惠方［M］//郑金生，汪惟刚，董志珍. 太平圣惠方（校点本）. 北京：人民卫生出版社，2016.
③　（金）刘完素. 黄帝素问宣明论方［M］//孙洽熙. 河间医集. 北京：人民卫生出版社，2016.
④　（金）刘完素. 素问病机气宜保命集［M］. 北京：人民卫生出版社，2013.
⑤　（元）朱丹溪. 丹溪心法［M］. 北京：人民卫生出版社，2015.
⑥　解秸萍，李晓泓，李蔚，等. 丰隆穴化痰作用及机制探讨［J］. 针灸临床杂志，2006，22（1）：1-4，58.
⑦　潘桂娟，柳亚平. 宋金元时期中医诊治痰病的学术思想研讨［J］. 中华中医药杂志，2009，24（2）：189-192.
⑧　（金）李东垣. 脾胃论［M］. 北京：人民卫生出版社，2015.

胃之募穴中引导之。"李氏弟子罗天益秉承其学，多用灸法调治脾胃，可以说是对东垣针法的发展。罗天益认为中脘"能引清气上行，肥腠理""温脾胃之气，进美饮食"，是为主穴，足三里可以"引阳气下交阴分，亦助胃气"，是为配穴①147。因此，作为胃之募穴的中脘和胃之下合穴的足三里，尤其是中脘，常是治痰首选穴位。

《针灸大成·治症总要》全文抄自元代的一部针灸专书——《针方集》，后者未曾刊印，现仅存中国中医科学院图书馆藏明抄本残卷，题做"针灸问答"②975。书中③中脘被广泛运用于各种痰饮导致的病症中，既可以治疗"痰饮滞于胃脘"的"醉头风痛"，又可以用于"痰涎灌注心窍"导致的"健忘"。在"偏正头风"①159的针灸方解中则明确指出"可针中脘以舒下其痰"。《针灸聚英》卷四收录的《行针指要赋》④753概括性的表达为："或针痰，先针中脘、三里间。"由此再看《医学纲目》所引《撮》中并取中脘、丰隆治疗"诸痰为病，头风喘嗽，一切痰饮"，中脘虽然在治痰中占据重要地位，但其在治疗因痰饮导致的具体症状——头风喘嗽时似乎并不具有较强的针对性，因此在治疗时反而需要配以丰隆。但是，由于《东医宝鉴》转引时将"头风喘嗽"删除，丰隆的主治便演变为与中脘一致——诸痰为病，一切痰饮。

丰隆穴成为治痰要穴是由多种因素综合作用的结果。首先，在具体主治内容上，与《针经指南》经徐凤与李梴的两次改编以及《东医宝鉴》对《医学纲目》转引时的删改有关，两者均使丰隆穴的主治范围得到拓展，地位也随之提升。其次，"诸痰为病""一切痰饮之证"和"一切痰饮"等特殊的表达方式，加速了丰隆所治之痰的泛化，并且这种泛化因符合中医学"痰"理论发展趋势而得以保留与延续。明代张景岳在《质疑录·论怪病多属痰》中云："一遇不识之症，辄谓怪病，即以痰为推测，而曰：怪病多属痰。"当时"怪病之谓痰""痰迷心窍"及"百病皆由痰作祟"等诸说都已不再是有形之痰或是痰病症意义上的认识，而是当时盛行的一种对疑难病的临床思维方式⑤。有学者认

① 高希言. 各家针灸学说［M］. 北京：中国中医药出版社，2012.
② 黄龙祥. 针灸名著集成［M］. 北京：华夏出版社，1996.
③ 针灸集成［M］//黄龙祥，黄幼民. 元代珍稀针灸三种. 北京：人民卫生出版社，2008.
④ （明）高武. 针灸节要聚英［M］//黄龙祥. 针灸名著集成. 北京：华夏出版社，1996.
⑤ 王东坡，王琦. "痰"道源流论［J］. 中华中医药杂志，2007，22（4）：195–197.

为，"无形之痰说"的泛化是从形而下向形而上的过程，是从"守形"向"守神"升华的过程，是中医学理论突破和发展的一个缩影和典范[①]。丰隆治痰认识的产生与演变是和中医痰病学术体系的发展密切相关的。

当然，还可能与丰隆属胃经且为十五络穴之一的特殊地位有莫大的关系。"络穴"这一术语，最早见于《针经指南·络说》[②206]，设有"络穴说""络穴辨"两节，其中"络穴说"指出"络穴正在两经中间""若刺络穴，表里皆治，他皆仿此。"丰隆穴便可以同时调理脾胃二经病症，丰隆的这种独特属性也是促使医家们治痰时选取丰隆的原因之一。

三、现代内科疾病从痰论治的影响

"化痰要穴"丰隆并非直接应用到高脂血症、肥胖等疾病的治疗中。查阅承淡安主编的《中国针灸治疗学》《中国针灸学讲义》《中国针灸学》、1957版以及第1版全国统编《针灸学》教材可知，除哮喘与咳嗽痰多以外，其他如癫狂、痫、眩晕等凡是中医内科以痰论治的疾病中，丰隆穴的选用频率和地位日渐提高。这可能与20世纪50年代中期借助大方脉理、法、方、药的辨证论治模式，构建了针灸临床理、法、方、穴、术为一体的辨证论治思维模式有关，照搬中药辨证论治诊疗模式的针灸诊疗理论与针灸临床实践相脱节[③]。

近现代随着医疗环境的改变，有形之痰已较少选用针灸疗法。当前对结核病患者的治疗依然是采取抗结核药物治疗[④]，激素类药物因其具有较强的抗炎效果在治疗哮喘上常作为长期治疗和控制的首选药物[⑤]。并且随着人们生活水平的提高，饮食习惯的改变，冠心病、高血压、脑卒中、糖尿病的发病率不断攀升，针灸疾病谱也随之发生变化。有学者专门对现代期刊文献（1978～2005年）

---

①　张法英，刘洋. 无形之痰说的泛化对中医理论创新的启示［J］. 中国中医基础医学杂志，2014，20（11）：1467，1475.

②　赵京生. 针灸关键概念术语考论［M］. 北京：人民卫生出版社，2012.

③　张树剑，黄龙祥，赵京生，等. 对针灸"辨证论治"的回顾与省思［J］. 中国科技史杂志，2016，37（1）：92-99.

④　郭晓红，李一鸣. 肺结核一线抗结核药物治疗的研究进展［J］. 医学综述，2021（5）：948-951+956.

⑤　周恩深. 吸入糖皮质激素治疗支气管哮喘的研究现状［J］. 医学理论与实践，2019，32（8）：1143-1144，1147.

进行分析,其研究结果共得到16类461种针灸病谱,其中高血压、冠心病、肥胖症、糖尿病及并发症、睡眠障碍等西医疾病的针灸临床报道频次较高,在各类疾病谱中排名靠前[①]。同时,中医对这些新兴疾病多从痰认识,有学者筛选了1994～2005年间发表的与痰证相关的临床文献后发现哮喘、糖尿病、冠心病和高脂血症均是从痰辨证论治较多的疾病[②]。还有学者分别筛选2007～2013年[③]和2013～2018年[④]有关痰证中医内科临床证型的文献后发现,两时间段的痰证相关西医病名排名对比中高血压、冠心病、糖尿病均占据前3位,血脂异常排名由原来的第10名上升至第8位。因此,古代文献中用于"一切痰饮""诸痰饮病"的"治痰要穴"丰隆进入针灸医者的视野,使得原本多用于治疗呼吸道痰多的丰隆转而被广泛应用到高血脂症、肥胖等多种疾病的治疗中,丰隆由此成为从痰论治高脂血症、肥胖的针灸首选穴、关键穴之一。有学者运用数据挖掘技术分析针灸治疗痰湿型肥胖经穴使用规律及特点后发现,最常用的穴位依次为中脘、天枢、足三里、阴陵泉和丰隆穴[⑤],还有学者对针灸治疗高脂血症选穴用经的特点和规律进行分析后发现,高脂血症针灸处方的选穴频次居于前5位的依次为丰隆、足三里、三阴交、内关和天枢[⑥]。与此相应,部分《针灸学》全国统编教材[⑦⑧⑨]也将丰隆穴的主治从前几版的"痰多咳嗽"改为"咳嗽痰多等痰饮病证",这也暗示着教材中丰隆主治之痰有泛化倾向。

① 杜元灏,李晶,孙冬纬,等. 中国现代针灸病谱的研究 [J]. 中国针灸,2007,27(5):373-378.

② 柯志颖. 1994-2005年从"痰"论治临床应用文献分析 [J]. 北京中医药大学学报(中医临床版),2007,14(2):36-38.

③ 叶云金,甘慧娟. 基于文献调研探讨痰证的病症特点及规律 [J]. 山西中医学院学报,2015,16(2):3-5.

④ 李航,刘悦,王洋,等. 基于文献痰证相关规律对比分析 [J]. 辽宁中医杂志,2020,47(4):16-19.

⑤ 韦艳会,朱世鹏,孙亦农. 基于数据挖掘技术探析针灸治疗痰湿肥胖的经穴规律特点 [J]. 基因组学与应用生物学,2017,36(5):1832-1839.

⑥ 刘迈兰,胡薇,谢慎,等. 针灸治疗高脂血症的选穴用经特点与规律分析 [J]. 中国针灸,2015,35(5):512-516.

⑦ 石学敏. 针灸学 [M]. 7版. 北京:中国中医药出版社,2010.

⑧ 王华,杜元灏. 针灸学 [M]. 9版. 北京:中国中医药出版社,2015.

⑨ 梁繁荣,王华. 针灸学 [M]. 10版. 北京:中国中医药出版社,2016.

四、结语

"丰隆治痰"的认识产生于金元时期，当时医家用其配合主穴肺俞治疗伤风咳嗽痰多，配合涌泉、丹田治疗"传尸瘵病"。古代文献中关于丰隆主治的记载亦较为贴切，例如"寒喘嗽急""主哮喘气急，一切风痰壅盛"。此外，"此穴治痰""头风喘嗽""咳嗽痰多"等表述也同样提示其所治之痰为有形之痰。但是，该认识在流传过程中经过众医家多次改编而出现泛化倾向，甚至在个别医家的论述中，这层暗含的意味已经通过文字明确表述出来，如"诸痰饮病，取丰隆、中脘""一切痰饮""诸痰饮病""治病要穴"等表达都促使丰隆所治之痰泛化为无形之痰。

古代医家除了从肺治痰主选肺俞以外，还重视从脾胃论治痰饮，但当时针灸选穴却以中脘、足三里为主。丰隆地位得以提升至"治痰要穴"是多种因素综合作用的结果，不仅与丰隆作为络穴的特殊身份有关，更主要的是与医家们对丰隆主治的改编和表述密切相关。这种改编与表述是基于大中医痰病学术体系，并影响至今。近年来，由于针灸疾病谱发生改变，伤风咳嗽与传尸瘵病已较少选用针灸治疗，针灸更多地参与到冠心病、高脂血症以及肥胖等疾病的治疗中，这些疾病又多从痰认识。因此，作为"治痰要穴"的丰隆也自然而然地应用于"一切"因痰饮导致的疾病中，丰隆所治之痰出现明显泛化。

以往古代针灸学术研究，多关注理论内涵、概念术语等方面，对知识性内容有所忽略。该部分内容处于理论与临床之间的衔接位置，因此具有重要价值。在学术的历代传承过程中，知识性内容也存在演化变迁的特点，"丰隆治痰"便是其中的缩影。本研究提示，有必要从学术史的角度对既定认识再次进行系统梳理和辨析，才可能会得到更全面、深刻的理解。在具体研究过程中，由传统针灸知识体系内容以及针灸学科特点所决定，其知识性内容的认识与运用与大中医的背景密切相关，在对针灸文献进行研究时，不能脱离这个背景，要注意结合从大中医角度的观照。对于现代研究者而言，一方面是古代大量知识性内容值得、需要系统梳理；另一方面是对于习以为常的知识表述，还需要辨析、考证，以便更好地促进传统针灸理论知识的传承与运用。

第三章

病候分类：以经统病

◎ 导 语 ◎

病候是对疾病表现的记录和反映，早期医学文献（包括出土医学文献）中已有大量的记载，其中既有零散记载者，也有较为系统论述者。后者主要出现于有关经脉的文献之中，如老官山、马王堆、张家山等出土经脉文献，这些内容一般称为经脉病候。

经脉病候并非一成不变，有其发展演变过程。从形式上而言，从早期的"其病""是动则病""其所产病"，到"是动则病""是主某所生病"。从内容上而言，病候的数目逐渐增多。目前学界一般研究认为，以某某经脉记述病候源于早期医学的脉诊实践，但数量较为有限，随着临床经验丰富，一些非脉诊所得病候也基于一定的因素（病位、经脉循行所涉部位或脏腑等）被归类属于某某经脉。因此，经脉病候已然成为对病候进行划分、分类的一种形式，其依据就是经脉。

《灵枢·经脉》被认为是经脉理论成型的标志之作，其中的病候内容，也即一般所谓的经典经脉病候。其实，除了该篇，《内经》中还有一些篇章也以经脉形式论述病候，这些内容也应属于经脉病候的范畴，只是以往囿于《经脉》篇的经典性，对此较为缺乏足够的关注。

《内经》以降，以经脉形式统论病候在《难经》《脉经》等重要医籍之中依然可见，随着脏腑理论的发展，以经脉形式论述病候逐渐式微，但《丹溪心法》所载"十二经见证"较为特殊。内容上，"十二经见证"在经典经脉病候记载的基础上，大量增补经脉病症及与经脉相联系的脏腑病症。形式上，则不再分"是动病"与"所生病"，而是以经脉统领两类病症，并以"见证"称之，这均受到了诸多前代文献的影响，其中尤以《脉经》最为明显。《脉经》对"十二经见证"的形成起到了直接影响，金元时期的医学环境则酝酿了"十二经见证"的产生。因于上述两方面的改造，"十二经见证"成为经脉病候自出土文献记载以来发展变化的显著代表。在经脉病候中大量补充脏腑病候，并以经脉统之，突出强调了经脉的地位和重要性。随着"是动病"与"所生病"的界限被打破，以及脏腑病候和经脉病候性质的普同一等，催生出一种更为普遍、抽象的经脉病候表述形式——"十二经见证"。它的出现，使得经典确立的基于脉诊和经脉循行部位的经脉病候性质的区分不甚明显，经脉病候内容逐渐向着更为丰富、普遍的方向扩充和发展。

纵观经脉病候演变历程，其在很大程度上可以视为古代医家面对纷繁复杂临床病候的一种处理方式，是一种对疾病的重要认识方式。在脏腑理论尚未成熟完善的早期，以较为系统的、理论化程度更高的经脉去处理病候，显然更符合临床所需。脏腑理论成熟且逐渐占据主导地位以后，以脏腑形式统论病候更能与药物治疗对接。但另一方面需要注意到的是，《经脉》篇之后，因于经典地位的影响，经脉理论这种形式在中医理论、临床中的指导性获得提升，试图从经脉角度高度统领病候在较少数医家中依然存在。从这一点而言，对于经脉病候的理解，不应局限于《内经》乃至经脉理论的范围之内，因为它更本质或更大程度上反映的是古代医家认识疾病的一种方式，也是对经脉理论运用的一种方式。

《丹溪心法》"十二经见证"考源

"十二经见证"①是《丹溪心法》卷首六篇医论之一,是按经脉分别论述有关病症的内容,可分为两大部分,首先以"某某经见证"的形式分别列举了11条经脉(缺手少阳三焦经)的病症,次则以"手足阴阳经合生见证"的形式归纳总结了不同经脉受病后可见到的同一病症。

这些具体病症内容与《灵枢·经脉》以"是动则病……"和"是主所生病……"的形式所载的经典经脉病候,有一定的差异。从表述形式上来看,两者亦不同。但《内经》以后,对于经脉病候的载述一般依《灵枢·经脉》,系统化论述经脉病候者极为少见。因此,《丹溪心法》中"十二经见证"的内容便显得颇为特殊。而且如何认识"十二经见证",涉及后世医家如何理解经脉病候本身及其发展,以往对于经脉病候的研究多聚焦于基于有关出土医学文献探讨其形成与演变,对《内经》之后有关经脉病候的内容系统关注不多,故对"十二经见证"的研究,自有其针灸理论、学术史方面的旨趣。

一、前人对"十二经见证"的有关研究

以往学界对"十二经见证"有所研究,大体而言可归纳为两个方面。其一,从经脉病候演变进程的角度,视"十二经见证"为经脉病候发展到金元时期的一种演变形式,如有学者②认为"十二经见证"是金元医家对于十二经脉理论的一种思考和应用;有研究③指出"十二经见证"是经脉病候的一种发展形式,将脏腑病候归入经脉病候是经脉病候在金元时期演变的最明显的特点;其二,从病候类型的角度,分析具体的见证内容,这也是有关"十二经见证"

---

① 田思胜. 朱丹溪医学全书 [M]. 北京:中国中医药出版社,2006.
② 张建斌. 十二经脉理论临证指要 [M]. 北京:人民卫生出版社,2013.
③ 黄龙祥. 中国针灸学术史大纲 [M]. 北京:华夏出版社,2001.

比较多见的研究角度，其中既有从文献学角度，对于各经脉见证文献出处的溯源，补全缺失的经脉见证，分析各见证记载中存在的错简、字误，如有学者[①]梳理各经脉见证在《内经》中的记载，对于在《内经》中无直接记载的经脉见证，则试图以《内经》建构的针灸理论去阐释，并借此补全订正各经脉见证；有学者[②]以胃经、小肠经、脾经、心经见证为例，探讨了《丹溪心法·十二经见证》存在的错简、字误现象，并尝试补齐手阳明大肠经见证和遗失的手少阳三焦经见证。也有从理论角度，对于经脉见证的理论分析，如有学者[③]分析各经脉见证的理论内涵，认为各见证与经脉所联属脏腑的功能失常有关；有研究[④]结合脏腑理论解释各经脉见证的合理性，指出"手足阴阳经合生见证"是依据经脉循行所过部位的病候及脏腑病候总结归纳而成。

　　总体而言，以往对于"十二经见证"的研究既有从学术史的角度，分析其所体现的经脉病候变迁的特点，也有基于文献、理论的角度，对具体见证内容的论证和阐释。从大的经脉病候演变进程的角度观之，"十二经见证"在表述形式上与《内经》流传下来的有关经脉病候的经典记载明显不同；在具体的见证内容上，亦与《内经》的经典记载存在差异。以往的研究多聚焦于"十二经见证"所体现出的经脉病候表述形式方面的改变，和一些易被经典文献或理论阐明的见证内容，对于"十二经见证"整体内容的考察则少有涉及。每个见证出自何处？源头文献有何特点？为什么作者会搜集这些散在的病症组成经脉见证？这背后反映了经脉病候演变过程中怎样的特点？回答上述问题，均离不开对于"十二经见证"的文献溯源梳理。

二、十二经见证具体内容的分析

（一）各经见证具体内容的分析

　　11条经脉（缺手少阳三焦经）见证的内容，颇为庞杂，与较为熟知的《经

---

①　王齐亮.《内经》与中医理论问题［M］. 北京：中医古籍出版社，2016.

②　李海涛，冯宇. 丹溪《十二经见证》是调整还是错简［J］. 中医学报，2019，34（10）：2254-2256.

③　张建斌. 经络千古裂变理论演变与临床应用的断代研究［M］. 北京：人民卫生出版社，2017.

④　袁宜勤. 朱丹溪对经络学说的贡献［J］. 江西中医药，2000（06）：40-41.

脉》篇病候内容相比，既有"似曾相识"之感，也生"改头换面"之惑。细细爬梳这些见证内容，笔者认为可以分为以下3种基本情况。

1. 源于传世医籍

《内经》是各经脉见证主要的文献来源，其中尤以《灵枢·经脉》为重，其次为《素问·脏气法时论》和《素问·玉机真脏论》。据笔者统计，在11条经脉的194个见证中，除去尚未找到明确文献记载的见证以外，有10条经脉的64个见证出自《灵枢·经脉》，3条经脉的14个见证出自《素问·脏气法时论》，4条经脉的9个见证出自《素问·玉机真脏论》。除《内经》以外，《难经》和《脉经》亦是各经脉见证的重要来源，5条经脉的13个见证出自《难经》，5条经脉的10个见证取自《脉经》，其余见证则散见于《内经》的其他篇章及金元医著《伤寒直格》《素问要旨论》《脏腑标本药式》之中，具体分布情况可参见表4。

表4 《丹溪心法》各经见证源头文献分布情况

文献出处	经脉数目	见证数目
《灵枢·经脉》[1]	10	64
《素问·脏气法时论》[2]46	3	14
《素问·玉机真脏论》[2]37	4	9
《内经》其他篇章	8	56
《难经》[3]	5	13
《脉经》[4]	5	10
《伤寒直格》[5]	2	7
《素问要旨论》[6]	1	2
《脏腑标本药式》[7]	1	2

（1）源于《内经》：《内经》各篇有关经脉病症的记载组成了各经的主体内容，在全部的194个见证之中，有143个见证出自《内经》，其中出自《灵

---

① 灵枢经［M］. 北京：人民卫生出版社，1963.

② 黄帝内经素问［M］. 田代华，整理. 北京：人民卫生出版社，2005.

③ 黄帝八十一难经 难经本义 华佗中藏经［M］. 周鸿飞，点校. 郑州：河南科学技术出版社，2017.

④ （西晋）王叔和. 脉经［M］. 北京：科学技术文献出版社，1996.

⑤ （金）刘完素. 伤寒直格［M］. 上海：上海科学技术出版社，2000.

⑥ 宋乃光. 刘完素医学全书［M］. 北京：中国中医药出版社，2006.

⑦ 郑洪新. 张元素医学全书［M］. 北京：中国中医药出版社，2006.

枢·经脉》《素问·脏气法时论》《素问·玉机真脏论》的见证占据了143个见证的绝大部分。

1）源于《灵枢·经脉》：《灵枢·经脉》在论述经脉循行之后，以"是动""所生"的形式分别记载了一些病候内容，一般称为经脉病候。基于《内经》的经典地位，这些经脉病候内容被后世医学奉为圭臬。因此，可以理解的是，各经见证的具体内容必然受经典经脉病候的巨大影响。

《丹溪心法》所载的11条经脉见证中，每条经脉见证均有内容源自经典经脉病候，其中，除了足厥阴肝经见证"挺长热，肿睾，疝，暴痒，癃"为足厥阴之别病候，其余10条经脉见证中均有源自《灵枢·经脉》"是动""所生"的记载，如足阳明胃经见证"恶人与火，闻木声则惊狂，上登而歌，弃衣而走，颜黑，唇肿，消谷善饮（饥）（注：括号中的文字为与原文对比后，对各经见证存在的错字进行的改正，下同），颈肿，膺乳冲股伏兔胻外廉足跗皆痛，口喝，腹大水肿，奔响腹胀，膝膑肿痛，善伸数欠，心欲动，则闭户独处"，即源自《灵枢·经脉》所载各经脉的"是动病"和"所生病"，这也是11条经脉中引用《灵枢·经脉》原文最多的经脉。此外，根据《灵枢·经脉》的记载，足阳明胃经胃经见证之"髀不可转，腘似结，腨似裂"应为足太阳膀胱经见证，手太阳小肠经见证之"臑臂内前廉痛"应为手太阴肺经见证，手阳明大肠经见证之"耳聋浑浑焞焞，耳后肩臑肘臂外背（皆）痛"应为手少阳三焦经见证。各见证与《灵枢·经脉》原文的对比参照可见表5。

表5 《丹溪心法》各经见证与《灵枢·经脉》原文对照

经络	《丹溪心法》各经见证内容	《灵枢·经脉》原文
足太阳膀胱经	目似脱 泪出 项似拔 原足阳明胃经见证：髀不可转，腘似结，腨似裂应为足太阳膀胱经见证	是动则病冲头痛，**目似脱**，**项如拔**，脊痛，腰似折，**髀不可以曲**，**腘如结**，**腨如裂**，是为踝厥。是主筋所生病者，痔、疟、狂、癫疾、头囟项痛，目黄，**泪出**，衄衄，项、背、腰、尻、腘、腨、脚皆痛，小趾不用。
足阳明胃经	恶人与火，闻木声则惊，狂，上登而歌，弃衣而走 颜黑 不能言 唇肿 呵欠 消谷善饮（饥）颈肿 膺乳冲股伏兔胻外廉足跗皆痛 口喝 腹大水肿 奔响腹胀 膝膑肿痛 善伸数欠 心欲动，则闭户独处 惊	是动则病洒洒振寒，**善呻**，**数欠**，**颜黑**，病至则**恶人与火**，**闻木声则惕然而惊**，**心欲动**，**独闭户塞牖而处**。甚则欲上高而歌，**弃衣而走**，**贲响腹胀**，是为骭厥。是主血所生病者，狂疟温淫，汗出，衄衄，**口喝**，**唇胗**，**颈肿**，喉痹，**大腹水肿**，**膝膑肿痛**，**循膺、乳、气街、股、伏兔、骭外廉、足跗上皆痛**，中趾不用，气盛则身以前皆热，其有余于胃，则**消谷善饥**，溺色黄；气不足则身以前皆寒栗，胃中寒则胀满。

见证	见证内容	《灵枢·经脉》原文
足少阳胆经	口苦 马刀挟瘿 胸中胁肋髀膝外至胻绝骨外踝前诸节痛 足外热 体无膏泽 善太息	是动则病口苦，善太息，心胁痛，不能转侧，甚则面微有尘，体无膏泽，足外反热，是为阳厥。是主骨所生病者，头痛，颔痛，目锐眦痛，缺盆中肿痛，腋下肿，马刀侠瘿，汗出振寒，疟，胸、胁、肋、髀、膝外至胫、绝骨、外踝前及诸节皆痛，小趾次趾不用。
手太阳小肠经	颊颔肿不可转 肩臑肘臂、外后廉肿痛	是动则病嗌痛，颔肿，不可以顾，肩似拔，臑似折。是主液所生病者，耳聋、目黄、颊肿，颈、颔、肩、臑、肘、臂外后廉痛。
手阳明大肠经	手大指次指难用	是动则病齿痛，颈肿。是主津所生病者，目黄，口干，鼽衄，喉痹，肩前臑痛，大指次指痛不用，气有余则当脉所过者热肿；虚则寒栗不复。
足太阴脾经	舌本强痛 食即吐，食不下咽 烦闷，心下急痛 溏泄，水下后，出余气则快然 食减善噫	是动则病舌本强，食则呕，胃脘痛，腹胀，善噫，得后与气，则快然如衰，身体皆重。是主脾所生病者，舌本痛，体不能动摇，食不下，烦心，心下急痛，溏瘕泄，水闭，黄疸，不能卧，强立，股膝内肿厥，足大趾不用。
足少阴肾经	面如漆 咳唾多血 饥不欲食，心中如饥 脊股内后廉痛 肠癖 足下热，嗜卧，坐而欲起	是动则病饥不欲食，面如漆柴，咳唾则有血，喝喝而喘，坐而欲起，目𥇀𥇀如无所见，心如悬若饥状。气不足则善恐，心惕惕如人将捕之，是为骨厥。是主肾所生病者，口热，舌干，咽肿，上气，嗌干及痛，烦心，心痛，黄疸，肠澼，脊股内后廉痛，痿厥，嗜卧，足下热而痛。
足厥阴肝经	妇人小腹肿 腰痛不可俯仰 呕逆 洞泄，大人癫疝，遗沥，癃，狐疝 挺长热 肿睾，疝 暴痒	是动则病腰痛不可以俯仰，丈夫㿉疝，妇人少腹肿，甚则嗌干，面尘，脱色。是主肝所生病者，胸满，呕逆，飧泄，狐疝，遗溺，闭癃。
手太阴肺经	缺盆中痛 肩背痛 小便数 喘，少气 交两手而瞀 原手太阳小肠经见证：臑臂内前廉痛应为手太阴肺经见证	是动则病肺胀满，膨膨而喘咳，缺盆中痛，甚则交两手而瞀，此为臂厥。是主肺所生病者，咳，上气，喘渴，烦心，胸满，臑臂内前廉痛厥，掌中热。气盛有余，则肩背痛，风寒汗出中风，小便数而欠。气虚则肩背痛，寒，少气不足以息，溺色变。
手厥阴别脉经	笑不休 手心热 面黄目赤 心中动	是动则病手心热，臂肘挛急，腋肿，甚则胸胁支满，心中憺憺大动，面赤，目黄，喜笑不休。是主脉所生病者，烦心，心痛，掌中热。
手少阳三焦经（缺）	原手阳明大肠经见证之耳聋浑浑焞焞，耳后肩臑肘臂外背（皆）痛应为手少阳三焦经见证	是动则病耳聋浑浑焞焞，嗌肿，喉痹。是主气所生病者，汗出，目锐眦痛，颊痛，耳后、肩、臑、肘、臂外皆痛，小指次指不用。

在11条经脉之中，"手厥阴别脉经"之名在以往的文献中未有记载，手厥阴别脉经见证"笑不休，手心热，面黄目赤，心中动"与《灵枢·经脉》所载手厥阴心包经病候大致相似，可推知"手厥阴别脉经"即为"手厥阴心包经"。而之所以将"心包经"称作"别脉经"，或许与《难经》所载有内在关联。《难经·二十五难》解释"经脉十二"与"五脏六腑十一"之间存在的数目上的不对应时，最早提出了"别脉"之称："有十二经，五脏六腑十一耳，其一经者，何等经也？然：一经者，手少阴与心主别脉也，心主与三焦为表里，俱有名而无形，故言经有十二也。"此后，宋代《太平圣惠方·治小儿心痛诸方》卷八十三记载曰："包络者，心之别脉也。"[1]104 各经见证将"心包经"称作"别脉经"或许即受到《太平圣惠方》的直接影响，但根源仍是在于《难经》的记载。

2）源于《素问·脏气法时论》：该篇主要记载了五脏有关的生理活动，和五脏因四时之气变化而随之产生的病理改变及其预防、治疗和调养等内容，表明了五脏与四时五行之间密切相关的联系，各经见证中有许多经脉见证出自《素问·脏气法时论》记载的五脏病候。

足太阴脾经见证"善饥，腹胀肠鸣，飧泄不化"，即出自《素问·脏气法时论》对于脾病变的记载："脾病者，身重善肌肉痿……虚则腹满肠鸣，飧泄不化……"。对比"十二经见证"与《素问·脏气法时论》的记载，两者的区别在于一为"善饥"，一为"善肌肉痿"。对于《素问·脏气法时论》所载"肌肉痿"之意，林亿等人校注曰："按《甲乙经》作善饥，《千金方》云善饥，足痿不收。《气交变大论》云：肌肉萎，足痿不收，行善瘛。"[2]167 可以看出，对于"肌肉痿"的含义，历代文献有不同的记载和注释，《针灸甲乙经·五味所宜五脏生病大论》卷六载"脾病者，身重善饥，肌肉痿"[3]163，《备急千金要方·脾脏脉论》卷十五载"凡脾病之状，必身重善饥，足痿不收，（《素问》作"善肌肉痿足不收"，《甲乙》作"苦饥，肌肉痿足不收"），行善瘛脚下痛，虚则腹

① 田文敬. 太平圣惠方校注9［M］. 郑州：河南科学技术出版社，2015.

② （唐）王冰，（宋）林亿. 重广补注黄帝内经素问［M］. 孙国中，方向红，点校. 北京：学苑出版社，2004.

③ （晋）皇甫谧. 针灸甲乙经［M］. 黄龙祥，整理. 北京：人民卫生出版社，2006.

满肠鸣，飧泄食不化。"①455《备急千金要方·脾脏脉论》卷十五的这段记载引用自《素问·脏气法时论》，而将《素问·脏气法时论》原文"身重善肌肉痿"改为"身重善饥，足痿不收"应是受到了《针灸甲乙经》的影响，各经见证载为"善饥"，或许就是受到了《备急千金要方》的影响。

此外，出自《素问·脏气法时论》的经脉见证还有足厥阴肝经见证"头痛，耳无闻，肝逆颊肿，两胁下痛引小腹，善恐"和足少阴肾经见证"大小腹痛，腹大颈（胫）肿，喘嗽，手指清，厥"，两者均出自《素问·脏气法时论》"肝病者，两胁下痛引少腹……虚则目䀮䀮无所见，耳无所闻，善恐……气逆则头痛，耳聋不聪，颊肿……肾病者，腹大胫肿，喘咳身重……虚则胸中痛，大腹、小腹痛，清厥……"，将肝脏、脾脏、肾脏发生虚实病变所患病症记载为相应的经脉见证。

根据《素问·脏气法时论》的记载："肾病者……寝汗出憎风"，胆经见证"寝寒憎风"应为足少阴肾经见证；根据"肺病者……汗出尻阴股膝髀腨胻足皆痛"的记载，应将脾经见证"尻阴股膝髀腨胻足背痛"归为手太阴肺经见证，且"背"应为"皆"之形讹。

3）源于《素问·玉机真脏论》：本篇记载了五脏脉象与四时变化的关系，五脏疾病的虚实变化及传变等内容，脉象随着四时季节的不同，表现出不同的脉象特点，与之对应，也有一些症状和体征的表现。各经见证通过四时五行关系及经脉脏腑的对应关系，将四时脉象异常表现出的五脏病症归属为相应经脉的见证。

出自《素问·玉机真脏论》的经脉见证有足少阴肾经见证"眇（䏚）中清，脊中痛"，足厥阴肝经见证"胸痛，背下则两胁肿痛"，手少阴心经见证"善（身）热而腹（肤）痛，浸淫，上咳吐，下气泄"。它们分别出自冬脉异常表现的病症"其不及则令人心悬如病饥，眇中清，脊中痛"；春脉异常表现出的病症"其不及，则令人胸痛引背，下则两胁胠满"；夏脉异常表现出的病症"太过则令人身热而肤痛，为浸淫；其不及，则令人烦心，上见咳唾，下为气泄"。此外，脾居五脏之中，为孤脏，足太阴脾经见证"九窍不通"出自脾脉异常表现出的病症"大过则令人四肢不举，其不及则令人九窍不通，名曰重强。"且据

---

① （唐）孙思邈. 备急千金要方［M］. 魏启亮，郭瑞华，点校. 北京：中医古籍出版社，1999.

此经文记载，肾经见证之"四肢不举"应属脾经见证。

4）源于《内经》其他篇章：各经脉见证除集中见于《灵枢·经脉》《素问·脏气法时论》和《素问·玉机真脏论》以外，尚有一些见证散见于《内经》的其他篇章，一般多为一个见证出自一个篇章，具体内容可见表6。

表6 《丹溪心法》各经见证与《内经》其他篇章原文对照

《内经》篇章	《丹溪心法》各经见证	《内经》原文
《灵枢·邪气脏腑病形》[①]10	足太阳膀胱经见证：小腹胀痛，按之欲小便不得 手太阳小肠经见证：耳前热，苦（"若"之形讹）寒	膀胱病者，小腹偏肿而痛，以手按之，即欲小便不得。 小肠病者……当耳前热，若寒甚，若独肩上热甚，及手小指次指之间热……
《灵枢·五邪》[①]56	足少阴肾经见证：大便难 足厥阴肝经见证：胠善瘈，节时肿 手太阴肺经见证：皮肤痛，颊上气见 手少阴心经见证：悲，眩仆	邪在肾……大便难…… 邪在肝……胠善瘈，节时肿。 邪在肺，则病皮肤痛，寒热，上气喘，汗出，喘动肩背。 邪在心，则病心痛喜悲，时眩仆……
《灵枢·寒热病》[①]56	足太阳膀胱经见证：头苦痛	其足太阳有通项入于脑者……头目苦痛取之。
《灵枢·本脏》[①]90	手少阴心经见证：消渴，善恐善忘	心高则满于肺中，悗而善忘……心下则脏外……易恐以言……心脆则善病消瘅热中。
《素问·气交变大论》[②]139	足太阴脾经见证：足不收，行善瘈，脚下痛，饮发中满，食减	岁土太过，雨湿流行，肾水受邪……甚则肌肉萎，足痿不收，行善瘈，脚下痛，饮发中满食减，四肢不举。
《素问·脉要精微论》[②]30	足厥阴肝经见证：血在胁下，喘	脉搏坚而长，色不青，当病坠若搏，因血在胁下，令人喘逆。
《素问·热论》[②]62	足厥阴肝经见证：阴缩	六日厥阴受之，厥阴脉循阴器而络于肝，故烦满而囊缩。
《素问·刺热》[②]63	足厥阴肝经见证：骂詈	肝热病者，小便先黄，腹痛多卧身热，热争则狂言及惊……
《素问·刺疟》[②]72	足太阴脾经见证：不嗜食	足太阴之疟……不嗜食……
《素问·痿论》[②]87	足厥阴肝经见证：两筋挛	肝气热，则胆泄口苦筋膜干，筋膜干则筋急而挛，发为筋痿。
《素问·厥论》[②]88	足阳明胃经见证：癫疾	阳明之厥，则癫疾欲走呼……

① 灵枢经［M］. 北京：人民卫生出版社，1963.
② 黄帝内经素问［M］. 田代华，整理. 北京：人民卫生出版社，2005.

《内经》篇章	《丹溪心法》各经见证	《内经》原文
《素问·奇病论》①92	足太阴脾经见证：口痹（据《丹溪心法类集》②所载足太阴脾经见证，《丹溪心法》中足太阴脾经见证的"口痹"应当为"口甘"）	帝曰：有病口甘者，病名为何？何以得之？岐伯曰：此五气之溢也，名曰脾瘅。夫五味入口，藏于胃，脾为之行其精气，津液在脾，故令人口甘也。
《素问·至真要大论》①176	足太阴脾经见证：不化食	太阴之复，湿变乃举，体重中满，食饮不化……

对于《内经》上述篇章的记载，各经见证在成文时进行了不同的处理，如不改变原意，改变记述方式，将《素问·刺热》所载肝热病"狂言及惊"记为"骂詈"，将《素问·至真要大论》所载脾病所致"食饮不化"记为"不化食"，在不改变源头文献文意的基础上，进行了简约化处理。除了这种与原文表述不同的记载，大多数见证直接引自《内经》，且多系提取自《内经》原文对于病症连续记载中的一二种病症而成。如总结《素问·奇病论》所载脾瘅的病因病机，提炼"口甘"为脾经见证，又如归纳《素问·痿论》肝气热的病理表现之"两筋挛"为肝经病症，在引用时将原文对于病症表现的描述性记载提炼为短语，将与经脉相关的病症呈现出来，使得"见证"的意味更加突显。

（2）源于《难经》：出自《难经》的经脉见证主要源自第十六难的记载，《难经·十六难》③9记载了内证、外证及五脏病变所见病症，指出五脏病变的诊断应该将脉诊与体内、外症状及体征相结合。对于内证、外证的含义，《难经古义·卷上》曰："所谓外证者，医坐病患之侧，以为望闻也。内证者，亲逼病患，按腹诊脉，以为问切也……所谓证者，言证据之证，而非言病症之证也。"④107由此可知，所谓"内证"即为身体内部，包括胸腹部的症状，主要通过病人自觉及按诊所得，"外证"即为表现于外的表征。换言之，内证、外证即为望诊、闻诊、问诊、切诊所得病症资料，共同用于诊断五脏病变。

各经见证引用《难经·十六难》中有关五脏内证、外证的记载，将其与五

① 黄帝内经素问［M］. 田代华，整理. 北京：人民卫生出版社，2005.
② （明）杨珣. 丹溪心法类集［M］. 上海：复旦大学出版社，2018.
③ 黄帝八十一难经 难经本义 华佗中藏经［M］. 周鸿飞点校. 郑州：河南科学技术出版社，2017.
④ 裘庆元. 珍本医书集成 精校本 1［M］. 北京：中国医药科技出版社，2016.

脏病症统一归为相应经脉的见证，如足厥阴肝经见证"脱色善洁，面青，四肢满闷，淋溲，转筋"即出自《难经·十六难》："假令得肝脉，其外证：善洁，面青，善怒；其内证：脐左有动气，按之牢若痛；其病：四肢满闭，淋溲便难，转筋"。足太阴脾经见证"面黄，善味，有动痛，按之若牢，痛当脐，怠堕嗜卧"即出自《难经·十六难》："假令得脾脉，其外证：面黄，善噫，善思，善味；其内证：当脐有动气，按之牢若痛；其病：腹胀满，食不消，体重节痛，怠堕嗜卧，四肢不收"。足少阴肾经见证"脐下气逆，小腹急痛，泄，下肿（重），足胻寒而逆"，手太阴肺经见证"善嚏，悲愁欲哭，脐右、小腹胀引腹痛，洒淅寒热"以及手少阴心经见证"善笑"亦引自《难经·十六难》记载的肾脏、肺脏、心脏的内证、外证和所生病症。

（3）源于《脉经》：各经脉见证源自《脉经》的内容主要见于《脉经》卷一、卷四和卷六的记载，其中以《脉经》卷六的记载最为多见。《脉经》卷六按照脏腑生克五行的顺序，以"某某经病证"为题，记载了11条（缺手厥阴心包经）经脉的病症，首次将脏腑病症与经脉病症统一以某某经病证称之，扩大了经脉病症的范围，各经脉见证在形成时则选取了《脉经》卷六中的部分经脉病症。

胃经、脾经、肾经、肝经的部分见证源自《脉经》卷六[1]67记载的11条经脉病症（缺手厥阴心包经）。如足阳明胃经见证"遗溺失气"即出自《脉经·胃足阳明经病证》卷六："趺阳脉虚则遗溺，实则失气"。足太阴脾经见证"五泄，注下五色，心下若痞"即出自《脉经·脾足太阴经病证》卷六："寸口脉双紧，即为入，其气不出，无表有里，心下痞坚……脾气弱……或五液注下，青、黄、赤、白、黑"。足少阴肾经见证"四指（肢）正黑，阴下湿，腰冷如冰及肿"即出自《脉经·肾足少阴经病证》卷六："肾气虚，则厥逆；实，则胀满，四肢正黑……肾水者……阴下湿如牛鼻头汗……肾着之病，其人身体重，腰中冷如冰状"。足厥阴肝经见证"足逆寒，胸中喘"即出自《脉经·肝足厥阴经病证》卷六："肝脉沉之而急，浮之亦然，……苦目眩头痛，腰背痛，足为逆寒，时癃……肝主胸中，喘，怒骂"。

除《脉经》卷六，亦有少许经脉见证散见于《脉经》的卷二和卷四。如手阳明大肠经见证"耳鸣嘈嘈"即为《脉经·平人迎神门气口前后脉》卷二[1]14所载肺经与大肠经俱虚所见病症。《脉经·辨三部九候脉证》卷四[1]36记载了诊

---

① （西晋）王叔和. 脉经［M］. 北京：科学技术文献出版社，1996.

三部脉所见的脏腑病症，足太阴脾经见证"抢心"即出自其中对脾脏病症的记载。

（4）源于金元时期有关医籍：除《内经》《难经》《脉经》外，部分经脉见证还可在金元时期有关医籍中追溯其源，主要见于《伤寒直格》《素问要旨论》和《脏腑标本寒热虚实用药式》。

《伤寒直格》与《素问要旨论》为金元医家刘完素的代表医作，前者主论伤寒，后者为最早的运气图解书。《伤寒直格·经络病证》卷上[①]4依照经脉流注次序论述了11条经脉（缺足少阳胆经）的病症，这些病症大都出自《灵枢·经脉》"是动病"和"所生病"的记载，并以小字附以注释。足少阴肾经见证"面黑如炭，足痿，厥，冻疮，下痢"即出自《伤寒直格·经络病证》所载"足少阴肾经病……面黑如漆……寒疡（俗言冻疮）……痿厥（欲卧而不安也）肠澼（下利也）"。手少阴心经见证"两肾内痛，后廉痛"即出自《伤寒直格·经络病证》所载"手少阴心经病……两臂内痛……后廉痛"，据此并结合心经循行可知，手少阴心经见证的"两肾内痛"实为"两臂内痛"之误。

此外，《素问要旨论·十二经本病》卷七[②]257依据脏腑所属五行的生克顺序记载了十二条经脉病症，其内容多与《伤害直格》相似，亦有一些《伤寒直格》未载病症。如足厥阴肝经见证"眩冒，目赤肿痛"即出自《素问要旨论·十二经本病》卷七"足厥阴肝病……忽忽眩冒巅疾，目赤肿痛"。《脏腑标本寒热虚实用药式》[③]79为金元医家张元素的代表医作，全书仅一卷，论述了各脏腑的本病与标病，本病为脏腑所生病，标病为脏腑所对应的经脉之病症，足阳明胃经见证"身前热，身后寒"即出自所载胃之标病"发热蒸蒸，身前热，身后寒"。

2.未找到明确文献记载

除了上述有明确出处的见证内容，尚有一些见证在现存文献中未见有明确记载，这些见证多为体表肢节病和全身性病症。有的与经脉循行部位有关，如足太阳膀胱经见证的"头两边痛"，足阳明胃经见证的"胸傍过乳痛，胻内廉胕痛"，足少阴肾经见证的"胸中满，脊臀股后痛，胁下背肩髀间痛"以及手

---

① （金）刘完素撰. 伤寒直格［M］. 上海：上海科学技术出版社，2000.
② 宋乃光. 刘完素医学全书［M］. 北京：中国中医药出版社，2006.
③ 郑洪新. 张元素医学全书［M］. 北京：中国中医药出版社，2006.

厥阴别脉经见证的"心中大热"。有的则与经脉对应的内脏病变有关，如脾主运化，主四肢，主肉，足太阴脾经见证则有"形醉，皮肤润而短气，肉痛，身体不能动摇，足溏肿若水"的记载；足少阴肾经见证的"渴"或许与肾主水的功能失常有关，手太阴肺经见证的"溏泄"可能与肺通调水道的功能失常有关。除此以外，像足阳明胃经见证的"湿浸"，手太阴肺经的见证"脐上、肩痛，麻木"在现有文献中尚未找到明确记载，推测可能与医家个人经验有关或存在错简。

（二）对合生见证具体内容的分析

"十二经见证"包含两部分，除了各经脉见证，还包括对两条或两条以上的多条经脉共同可见的病症进行的整理归纳，名为"手足阴阳经合生见证"。经脉合生见证之称系《丹溪心法》首次提出，仅在《丹溪心法》系列传本及引述《丹溪心法》"十二经见证"的后世医书中可见。

除去"目黄，手厥阴""耳聋，手阳明""咽肿，足厥阴""嗌干，手太阳""哕，手少阳""胸中痛，足少阳""少气，咳嗽，喘渴，足少阴""掌中热，手阳明""肘挛急，手太阴""肠满胀，足阳明、太阴""痔，手足太阴热"未找到明确文献记载，其余大部分内容主要依据《素问·刺疟》[1]72《灵枢·经脉》[2]31《脉经》卷二之"平人迎神门气口前后脉""平三关阴阳二十四气脉"篇[3]12、卷六[3]67和卷十"手检图三十一部"篇[3]163中记载的散在脏腑病症和经脉病症，将十二经脉受病后可出现的相同病症进行归纳，按照病症在前，经脉在后的形式进行了整理。

如"目黄，手阳明、少阴、太阳、厥阴、足太阳"源自《灵枢·经脉》记载的手阳明大肠经、手少阴心经、手太阳小肠经、手厥阴心包经病候；"喘，手阳明、足少阴、手太阴"出自《脉经·平人迎神门气口前后脉》卷二诊手阳明大肠经、足少阴肾经、手太阴肺经虚实脉象所见病症；"目眦眦无所见，足少阴、厥阴"出自《灵枢·经脉》记载的足少阴肾经病候和《脉经·肝足厥阴经病证》卷六的足厥阴肝经病症，具体内容可见表7。

---

① 黄帝内经素问［M］. 田代华，整理. 北京：人民卫生出版社，2005.

② 灵枢经［M］. 北京：人民卫生出版社，1963.

③ （西晋）王叔和. 脉经［M］. 北京：科学技术文献出版社，1996.

表7 合生见证与源头文献原文对照

合生见证	出处	原文
头项痛 （足太阳、手少阴）	《灵枢·经脉》	**足太阳**：是动则病冲**头痛**
	《脉经·平人迎神门气口前后脉》卷二	**手少阴**：左手寸口人迎以前脉阴阳俱实者，手少阴与太阳经俱实也。病苦**头痛**，身热，大便难，心腹烦满，不得卧，以胃气不转，水谷实也
黄疸 （足太阴、足少阴）	《灵枢·经脉》	**足太阴**：是主脾所生病者，舌本痛，体不能动摇，食不下，烦心，心下急痛，溏瘕泄，水闭，**黄疸**，不能卧，强立，股膝内肿厥，足大趾不用 **足少阴**：是主肾所生病者，口热，舌干，咽肿，上气，嗌干及痛，烦心，心痛，**黄疸**，肠澼，脊股内后廉痛，痿厥，嗜卧，足下热而痛
面赤 （手少阴、手厥阴、手阳明、足阳明）	《脉经·心手少阴经病证》卷六	**手少阴**：心病，其色赤，心痛，短气手掌烦热，或啼笑骂詈，悲思愁虑，**面赤**身热，其脉实大而数，此为可治
	《灵枢·经脉》	**手厥阴**：是动则病手心热，臂肘挛急，腋肿，甚则胸胁支满，心中憺憺大动，**面赤**，目黄，喜笑不休
	《脉经·平人迎神门气口前后脉》卷二	**手阳明**：右手寸口气口以前脉阳实者，手阳明经也。病苦腹满，善喘咳，**面赤**身热，喉咽（一本作咽喉）中如核状
	《脉经·手检图三十一部》卷十	**足阳明**：中央如外者，足阳明也。动，苦头痛，**面赤**，微滑，苦大便不利，肠鸣，不能食，足胫痹
目黄 （手阳明、手少阴、手太阳、手厥阴、足太阳）	《灵枢·经脉》	**手阳明**：是主津所生病者，**目黄**，口干，鼽衄，喉痹，肩前臑痛，大指次指痛不用 **手少阴**：是主心所生病者，目黄，胁痛，臑臂内后廉痛厥，掌中热痛 **手太阳**：是主液所生病者，耳聋，**目黄**，颊肿，颈、颔、肩、臑、肘、臂外后廉痛 **手厥阴**：是动则病手心热，臂肘挛急，腋肿，甚则胸胁支满，心中憺憺大动，面赤，**目黄**，喜笑不休 **足太阳**：是主筋所生病者，痔、疟、狂、癫疾、头囟项痛，**目黄**、泪出，鼽衄，项、背、腰、尻、腘、腨、脚皆痛，小趾不用
耳聋 （手太阳、手阳明、手少阳、手太阴、足少阴）	《灵枢·经脉》	**手太阳**：是主液所生病者，**耳聋**、目黄，颊肿，颈、颔、肩、臑、肘、臂外后廉痛
		手少阳：是动则病，**耳聋**浑浑焞焞，嗌肿，喉痹
	《脉经·肺手太阴经病证》卷六	**手太阴**：肺病者，必喘咳，逆气，肩息，背痛，汗出，尻、阴、股、膝挛，髀、腨、胻、足皆痛。虚则少气，不能报息，**耳聋**，嗌干

续表

合生见证	出处	原文
耳聋 （手太阳、手阳明、手少阴、手太阴、足少阴）	《脉经·肾足少阴经病证》卷六	**足少阴**：肾病，其色黑，其气虚弱，吸吸少气，**两耳苦聋**，腰痛，时时失精，饮食减少，膝以下清，其脉沉滑而迟，此为可治
喉痹 （手阳明、手少阳、足阳明）	《灵枢·经脉》	**手阳明**：是主津所生病者，目黄，口干，鼽衄，**喉痹**，肩前臑痛，大指次指痛不用 **足阳明**：是主血所生病者，狂疟温淫，汗出，鼽衄，口㖞，唇胗，颈肿，**喉痹** **手少阳**：是动则病耳聋浑浑焞焞，嗌肿，**喉痹**
鼻鼽衄 （手阳明、足太阳、足阳明）	《灵枢·经脉》	**手阳明**：是主津所生病者，目黄，口干，**鼽衄**，喉痹，肩前臑痛，大指次指痛不用 **足阳明**：是主血所生病者，狂疟温淫，汗出，**鼽衄** **足太阳**：是主筋所生病者，痔、疟、狂、癫疾、头囟项痛，目黄、泪出，**鼽衄**，项、背、腰、尻、腘、腨、脚皆痛，小趾不用
目䀮䀮无所见 （足少阴、足厥阴）	《灵枢·经脉》	**足少阴**：是动则病饥不欲食，面如漆柴，咳唾则有血，喝喝而喘，坐而欲起，**目䀮䀮如无所见**，心如悬若饥状
	《脉经·肝足厥阴经病证》卷六	**足厥阴**：肝者，必两胁下痛引少腹，令人善怒。虚则**目䀮䀮无所见**，耳无所闻，善恐，如人将捕之
目瞑人痛 （足厥阴）	《脉经·肝足厥阴经病证》卷六	**足厥阴**：肝伤者，其人脱肉，又卧，口欲得张，时时手足青，**目瞑，瞳人痛**，此为肝脏伤所致也
面尘 （足厥阴、足少阴）	《灵枢·经脉》	**足厥阴**：是动则病腰痛不可以俯仰，丈夫㿗疝，妇人少腹肿，甚则嗌干，**面尘**，脱色 **足少阴**：是动则病口苦，善太息，心胁痛，不能转侧，甚则**面微尘**，体无膏泽，足外反热，是为阳厥
咽肿 （足少阴、足厥阴）	《脉经·平人迎神门气口前后脉》卷二	**足少阴**：左手尺中神门以后脉阴实者，足少阴经也。病苦舌燥，**咽肿**，心烦，嗌干，胸胁时痛，喘咳，汗出，小腹胀满，腰背强急，体重骨热，小便赤黄，好怒好忘，足下热疼，四肢黑，耳聋
嗌干 （手太阴、足少阴、足厥阴、手少阴、手太阳）	《脉经·平人迎神门气口前后脉》卷二	**手太阴**：右手寸口气口以前脉阴虚者，手太阴经也。病苦少气不足以息，**嗌干**，不朝津液
	《脉经·肾足少阴经病证》卷六	**足少阴**：是主肾所生病者，口热，舌干，咽肿，上气，**嗌干**及痛，烦心，心痛，黄疸，肠澼，脊、股内后廉痛，痿厥，嗜卧，足下热而痛
	《灵枢·经脉》	**足厥阴**：是动则病腰痛不可以俯仰，丈夫㿗疝，妇人少腹肿，甚则嗌干，面尘，脱色 **手少阴**：是动则病**嗌干**，心痛，渴而欲饮，是为臂厥

合生见证	出处	原文
哕 （手少阳、足太阴）	《脉经·脾足太阴 经病证》卷六	**足太阴**：脾胀者，善**哕**，四肢急，体重不能衣
膈咽不通不食 （足阳明、足太阴）	《脉经·胃足阳明 经病证》卷六	**足阳明**：胃病者，腹胀，胃脘当心而痛，上支两胁，**膈咽不通，饮食不下**，取三里
	《灵枢·经脉》	**足太阴**：是主脾所生病者，舌本痛，体不能动摇，**食不下**，烦心，心下急痛，溏瘕泄，水闭，黄疸，不能卧，强立，股膝内肿厥，足大趾不用
胸满 （手太阴、足厥阴、手厥阴）	《灵枢·经脉》	**手太阴**：是主肺所生病者，咳上气，喘渴，烦心，**胸满**，臑臂内前廉痛厥，掌中热 **足厥阴**：是主肝所生病者，**胸满**，呕逆，飧泄，狐疝，遗溺，闭癃 **手厥阴**：是动则病手心热，臂肘挛急，腋肿，甚则**胸胁支满**，心中憺憺大动，面赤，目黄，喜笑不休
胸支满 （手厥阴、手少阴）	《灵枢·经脉》	**手厥阴**：是动则病手心热，臂肘挛急，腋肿，甚则**胸胁支满**，心中憺憺大动，面赤，目黄，喜笑不休
	《脉经·心手少阴 经病证》卷六	**手少阴**：心病者，胸内痛，**胁支满**，两胁下痛，膺背肩甲间痛，两臂内痛。虚则胸腹大，胁下与腰背相引而痛
腋肿 （手厥阴、足少阳）	《灵枢·经脉》	**手厥阴**：是动则病手心热，臂肘挛急，**腋肿**，甚则胸胁支满，心中憺憺大动，面赤，目黄，喜笑不休 **足少阳**：是主骨所生病者，头痛，颔痛，目锐眦痛，缺盆中肿痛，**腋下肿**，马刀侠瘿，汗出振寒，疟，胸、胁、肋、髀、膝外至胫、绝骨、外踝前及诸节皆痛，小趾次趾不用
胁痛 （手少阴、足少阳）	《灵枢·经脉》	**手少阴**：是主心所生病者，目黄，**胁痛**，臑臂内后廉痛厥，掌中热痛 **足少阳**：是动则病口苦，善太息，心**胁痛**，不能转侧，甚则面微有尘，体无膏泽，足外反热，是为阳厥
胸中痛 （手少阴、足少阳）	《脉经·心手少阴 经病证》卷六	**手少阴**：心病者，**胸内痛**，胁支满，两胁下痛，膺背肩甲间痛，两臂内痛。虚则胸腹大，胁下与腰背相引而痛
善呕苦汁 （足少阳、足阳明，逆。）	《脉经·胆足少阳 经病证》卷六	**足少阳、足阳明**：善呕，有苦汁，长太息，心中憺憺，善悲恐，如人将捕之，邪在胆，逆在胃，胆液则口苦，**胃气逆则呕苦汁**，故曰呕胆

续表

合生见证	出处	原文
少气，咳嗽，喘渴 （手太阴、足少阴）	《灵枢·经脉》	**手太阴**：是主肺所生病者，**咳上气**，**喘渴**，烦心，胸满，臑臂内前廉痛厥，掌中热
喘 （手阳明、足少阴、手太阴）	《脉经·平人迎神门气口前后脉》卷二	**手阳明**：右手寸口气口以前脉阳实者，手阳明经也。病苦腹满，善**喘咳**，面赤身热，喉咽（一本作咽喉）中如核状 **足少阴**：左手尺中神门以后脉阴实者，足少阴经也。病苦舌燥，咽肿，心烦，嗌干，胸胁时痛，**喘咳**，汗出，小腹胀满，腰背强急，体重骨热，小便赤黄，好怒好忘，足下热疼，四肢黑，耳聋 **手太阴**：右手寸口气口以前脉阴实者，手太阴经也。病苦肺胀，汗出若露，上气**喘逆**，咽中塞，如欲呕状
臂外痛 （手太阳、手少阳）	《灵枢·经脉》	**手太阳**：主液所生病者，耳聋、目黄、颊肿、颈、颌、肩、臑、肘、**臂外后廉痛** **手少阳**：是主气所生病者，汗出，目锐眦痛，颊痛，耳后、肩、臑、肘、**臂外皆痛**，小指次指不用
掌中热 （手太阳、手阳明、手厥阴）	《脉经·平三关阴阳二十四气脉》卷二	**手太阳**：左手关前寸口阴绝者，无心脉也。苦心下毒，痛，**掌中热**，时时善呕，口中伤烂。刺手太阳经，治阳
	《灵枢·经脉》	**手厥阴**：是动则病**手心热**，臂肘挛急，腋肿，甚则胸胁支满，心中憺憺大动，面赤，目黄，喜笑不休
肘挛急 （手厥阴、手太阴）	《灵枢·经脉》	**手厥阴**：是动则病手心热，**臂肘挛急**，腋肿，甚则胸胁支满，心中憺憺大动，面赤，目黄，喜笑不休
心痛 （手少阴、手厥阴、足少阴）	《灵枢·经脉》	**手少阴**：是动则病嗌干，**心痛**，渴而欲饮，是为臂厥 **手厥阴**：是主脉所生病者，烦心，**心痛**，掌中热 **足少阴**：是主肾所生病者，口热，舌干，咽肿，上气，嗌干及痛，烦心，**心痛**，黄疸，肠澼，脊股内后廉痛，痿厥，嗜卧，足下热而痛
痔 （足太阳、手足太阴） （注：此内容《丹溪心法》载为："痔。足太阳、手足太阴。热，凄然振寒。足阳明、少阳。"《丹溪心法类集》载为："痔。足太阳、手足太阴，热。凄然振寒。足阳明、少阳。"此处依《丹溪心法类集》的记载）	《灵枢·经脉》	**足太阳**：是主筋所生病者，**痔**、疟、狂、癫疾、头囟项痛，目黄、泪出，鼽衄、项、背、腰、尻、腘、腨、脚皆痛，小趾不用

合生见证	出处	原文
凄然振寒 （足阳明、足少阳）	《脉经·胃足阳明经病证》卷六	**足阳明**：是动则病**凄凄然振寒**，善伸，数欠，颜黑
	《灵枢·经脉》	**足少阳**：是主骨所生病者，头痛，颔痛，目锐眦痛，缺盆中肿痛，腋下肿，马刀侠瘿，**汗出振寒**，疟，胸、胁、肋、髀、膝外至胫、绝骨、外踝前及诸节皆痛，小趾次趾不用
如人将捕 （足少阴、足厥阴）	《灵枢·经脉》	**足少阴**：是动则病饥不欲食，面如漆柴，咳唾则有血，喝喝而喘，坐而欲起，目䀮䀮如无所见，心如悬若饥状。气不足则善恐，心惕惕**如人将捕**之，是为骨厥
	《脉经·肝足厥阴经病证》卷六	**足厥阴**：肝病者，必两胁下痛引少腹，令人善怒。虚则目䀮䀮无所见，耳无所闻，善恐，**如人将捕之**
疟 （足太阴、足三阳）	《脉经·脾足太阴经病证》卷六	**足太阴**：是主脾所生病者，舌本痛，体不能动摇，食不下，烦心，心下急痛，寒**疟**，溏，瘕，泄，水闭，黄疸，好卧，不能食肉，唇青，强立，股膝内痛厥，足大趾不用
	《素问·刺疟》 （注：不独见于《素问·刺疟》，《灵枢·经脉》所载经脉病候中亦有相关记载）	**足太阴**：足太阴之**疟**，令人不乐，好太息，不嗜食，多寒热汗出，病至则善呕，呕已乃衰，即取之 **足阳明**：足阳明之**疟**，令人先寒洒淅，洒淅寒甚，久乃热，热去汗出，喜见日月光火气乃快然，刺足阳明跗上 **足少阳**：足少阳之**疟**，令人身体解㑊，寒不甚，热不甚，恶见人，见人心惕惕然，热多汗出甚，刺足少阳 **足太阳**：足太阳之**疟**，令人腰痛头重，寒从背起，先寒后热，熇熇喝喝然，热止汗出，难已，刺郄中出血
汗出 （手太阳、手少阴、足阳明、足少阳）	《脉经·平人迎神门气口前后脉》卷二	**手太阳**：左手寸口人迎以前脉阳实者，手太阳经也。病苦身热，热来去，**汗出**（一作汗不出）而烦，心中满，身重，口中生疮
	《脉经·心手少阴经病证》卷六	**手少阴**：心病，烦闷，少气，大热，热上荡心，呕吐，咳逆，狂语，**汗出如珠**，身体厥冷，其脉当浮，今反沉濡而滑；其色当赤，而反黑者，此是水之克火，为大逆，十死不治

合生见证	出处	原文
汗出 （手太阳、少阴、足阳明、少阳）	《灵枢·经脉》	**足阳明**：是主血所生病者，狂疟温淫，**汗出**，鼽衄，口喎，唇胗，颈肿，喉痹，大腹水肿，膝膑肿痛，循膺乳、气冲、股、伏兔、骱外廉、足跗上皆痛，中趾不用 **足少阳**：是主骨所生病者，头痛，颔痛，目锐眦痛，缺盆中肿痛，腋下肿，马刀侠瘿，**汗出**振寒，疟，胸、胁、肋、髀、膝外至胫、绝骨、外踝前及诸节皆痛，小趾次趾不用
身体重 （手太阴、少阴）	《脉经·肺手太阴经病证》卷六	**手太阴**：肺水者，其人**身体重**，而小便难，时时大便鸭溏
	《脉经·心手少阴经病证》卷六	**手少阴**：心水者，其人**身体重**（一作肿），而少气，不得卧，烦而躁，其阴大肿

　　《脉经》卷二之《平人迎神门气口前后脉》篇和卷六是合生见证主要的文献来源，"平人迎神门气口前后脉"篇记载了诊不同脉象所见各经脉病症，并对表里经脉共同的病症进行了归纳，卷六依据五行生克顺序记载了脏腑所属经脉病症。

　　总体而言，《脉经》对合生见证的形成影响较大：一方面，合生见证中出自《脉经》的见证较多，且对不同经脉的相同病症进行归纳记载的形式首见于《脉经》，合生见证应是受此启发，广泛搜集《灵枢·经脉》和《脉经》主要篇章，对不同经脉的相同见证进行了整理；另一方面，对于见证的表述方式，亦受到了《脉经》的影响，如合生见证之"凄然振寒 足阳明、少阳"即为例证。经溯源，足阳明经见"凄然振寒"可在《脉经·胃足阳明经病证》卷六中找到直接记载："是动则病凄凄然振寒，善伸，数欠，颜黑。"这段记载实际来自《灵枢·经脉》所载胃经之是动病候"洒洒振寒"，合生见证在归纳时，不仅依从《脉经》的表述，且将《灵枢·经脉》所载足少阳经病症之"振寒"视作与"凄然振寒"相同而归入一类，可见《脉经》对于经脉合生见证形成的影响。

　　合生见证的形式是不同于以往经脉病候的记载方式，将《脉经》和《灵枢·经脉》之中相同的病症进行归纳整理，使得原本记载相对分散的相似经脉病症得到了集中展示，提供了认识和理解经脉病候的另一种角度，也为临床遇见有关病症之时能够快速便捷地确定相关经脉提供帮助。

二、"十二经见证"的形成方式

1.以经典经脉病候为基础

由前文溯源可见,《灵枢·经脉》是"十二经见证"的重要文献来源,有的经脉见证较多引自《灵枢·经脉》的内容,如胃经见证,有的经脉见证引自《灵枢·经脉》的内容较少,如大肠经见证。虽然各条经脉引自《灵枢·经脉》的见证数目不一,但《灵枢·经脉》记载的经脉病候仍是"十二经见证"的最重要的基础组成部分。

与经典经脉病候记载不同的是,"十二经见证"没有"是动""所生"之分,而是将与经脉相关的病症胪列展示,这一特点在其他金元医著中亦有体现。如《素问要旨论·十二经本病》和《伤寒直格·经络病证》记载的经脉病症虽大都引自《灵枢·经脉》原文,在表述时却不分"是动病"和"所生病",而是对病症进行了"虚""实"之分,将原本的"所生病"归为经脉虚损所患病症。如《素问要旨论》记载膀胱经病症为:"足太阳膀胱病,则囟顶脑户中痛,气冲头痛,目似脱,项似拔,腰似折,髀不可以曲,腘如结,腨如裂,是为踝厥。虚则痔,疟,癫疾,头、囟、项痛,目黄,泪出,项、背、腰、脊、尻、腘、脚皆痛,小指不能为用。"

自出土文献起即有记载的是动病与所生病(表述为"其所产病"),学界一般认为[①]其原为诊腕踝部脉口的病候与经脉异常所发生的经脉循行处的病候,是两类性质不同的病候。后经《灵枢·经脉》的改编,以及经脉脏腑对应联系的建立,是动病与所生病结合,使得两类性质不同的病候难以再被区分。经脉病候在金元时期的演变主要在于所生病的表述形式方面,从早期的金元医著到《丹溪心法》(成书于明代,但反映的是金元时期的内容),"是动""所生"的病症划分方式被改变,代之以"虚""实"之分,再到"十二经见证"不再对病候分类,金元医家在《灵枢·经脉》的基础上对原本的经脉病候进行增补,并试图寻找一种更为普遍的指称方式以涵盖性质不同的经脉病候。

2.广泛搜集经脉病症

与经典经脉病候相比,"十二经见证"包含的病症数目更多,涉及的文献

---

① 邓良月. 中国针灸经络通鉴［M］. 青岛:青岛出版社,2004.

丰富繁杂，各经脉见证收集了散见于16篇《内经》文献中有关经脉病症的记载和《难经》《脉经》及一些金元医著的记载，合生见证涉及的病症数目多达33个，这些散在的经脉病症文献共同构成了"十二经见证"的内容。这样一种广泛搜集整理的方式，突破了长期以来受经典篇章所载经脉病候内容的认识局限，将以往零散的尚未受到关注的有关经脉病候的记载集中展示，丰富了经脉病候的内容。

3.简化凝练记述方式

在记载上，"十二经见证"采取了病症罗列的方式，将与经脉相关的见证逐一排列，每一个独立的短句即为一个见证。且在具体内容的表述时，也进行了适当的改编，将源头文献中对于病症的描述性话语，进行了凝练浓缩，如引用《素问·至真要大论》"食饮不化"为"不化食"，以使其更为简洁，病症内容更为突出。"十二经见证"作为《丹溪心法》开卷的六篇医论之首，足可见其地位之重，加之其搜集病症广泛，记载简洁，使得"十二经见证"受到了较多的关注，成为经脉病候在金元时期较为突出的演进变化代表。

4.受《脉经》的影响

由前文溯源可知，《脉经》是"十二经见证"的重要文献来源，出自《脉经》的见证占据了"十二经见证"的大部分。在各经见证的形式上，《脉经》卷六首次以经脉统领病症，将经脉及经脉所属脏腑的病症统一列于经脉病症之中，是经脉脏腑一体化的表现。受此影响，各经见证在见证类型上亦可分经脉病症和脏腑病症两种，不仅在引文来源上有诸多专门论述脏腑病症的文献，如《素问·脏气法时论》《素问·玉机真脏论》《灵枢·邪气脏腑病形》；而且还将源头文献中的脏腑病症，归入脏腑所属络经脉的病症，以经脉统领，突出了经脉的地位，突显了经脉的作用，反映出对经脉的重视。此外，合生见证的形式亦受到了《脉经》的明显影响，《脉经》卷二除了记载各经脉象及所得病症，还对表里经脉的相同病症进行了归纳整理。与此类似，合生见证对于多条经脉受病后可见到的相同见证进行了总结，且在病症的表述上，亦多依从《脉经》的记载，《脉经》对于"十二经见证"在形式与内容上的影响不容忽视。

5.受金元时期医学背景的影响

《丹溪心法》目前有多个版本，虽然其成书在明代，但学界一般认为其所反映的内容是金元时期的。因此，考察"十二经见证"时，金元时期医学背景的影响，便不能不纳入考虑。

一方面，在内容上，"十二经见证"的部分见证直接出自《素问要旨论·十二经本病》和《伤寒直格·经络病证》。足少阴肾经见证的"面黑如炭，足痿厥，冻疮，下痢"、足厥阴肝经见证的"眩冒，目赤肿痛"及手少阴心经见证的"腰背痛，两肾（臂）内痛，后廉痛"均出自《素问要旨论·十二经本病》与《伤寒直格·经络病证》，且与原文中的病症排列顺序一致。

另一方面，"见证"一词亦受到了刘完素的影响。《素问病机气宜保命集·小儿斑疹论》卷下载"五脏病各有所见证"[①]168，其内容是根据小儿患斑疹后出现的不同病症以诊断何脏受病，"见证"即五脏所见病症，"十二经见证"则借"见证"表达了经脉病症的含义。此外，前文已述，《素问要旨论》和《伤寒直格》所载经脉病症不分"是动病"和"所生病"，且病症内容并非全部出自《灵枢·经脉》，而是较《灵枢·经脉》的内容更为丰富。由此可见，经脉病候在金元时期发生了较大改变，金元医家改动经脉病候的倾向较为明显，受前代医家的影响，催生出了"十二经见证"这样一种对于经脉病候整理归纳的新的记载。

概言之，经由上述方式的多重作用，古代医家将诸多散在的经脉病症或脏腑病症汇集起来，以新的指称"见证"统之，载于《丹溪心法》卷首，受到了后世医书的广泛关注和引用，这成为经脉病候的发展过程中一大明显的转变。任何学术观点、现象的产生与时代背景、理论发展及医家自身经验密不可分，"十二经见证"为何呈现出上述特点？这背后反映了怎样的经脉病候理论发展轨迹？对后世经脉病候理论及实践发展又有何影响？回答上述问题关系到对"十二经见证"的正确理解和认识。

三、"十二经见证"在后世的流传与影响

"十二经见证"在后世医书中的传播可分为三个方面：其一，对"十二经见证"的直接引用，多为完整载录"十二经见证"包含的两部分内容；其二，引用"见证"之名指称经脉病候；其三，除了引用"十二经见证"以外，还补充一些与经脉有关的病症，组成经脉见证。

---

① 宋乃光. 刘完素医学全书［M］. 北京：中国中医药出版社，2006.

1.完整引用

对"十二经见证"全部内容的完整引用是"十二经见证"在后世医书中流传的主要方式，明代综合性医书《医方集宜》《删补颐生微论》《医宗必读》《医学要数》《杏苑生春》等都对"十二经见证"进行了完整引用。

《医方集宜》[①]1开卷即记载了"六气十二经见证"，立足于病候认识的角度，将"十二经见证"与风寒暑湿燥火六气之见证合而成篇，先分别记载了六气见证，后完整引用了"十二经见证"中的各经脉见证。《删补颐生微论》卷二[②]672记载各经脉循行路线后，完整记载了"十二经见证"中的各经脉见证。《医学要数·十二经见证》卷上[③]50和《杏苑生春·十二经见证》卷二[④]207对于"十二经见证"的两部分内容即各经脉见证和经脉合生见证进行了完整引用。

对于"见证"的涵义，《医方集宜》在记载凡例中指出："形证之设，谓人有病于脏腑经络，必有证见于皮毛颜色之间……盖有诸中，形诸外。古云：脏病，形乃应。所谓外证以证内病，若不识外证，岂能明内病耶？"（《医方集宜·形证》）[①]指明了载录见证的用意在于"今病下略具形证以便审察"，将经脉为病可见到的病症列出，以见外之证明在内之病。可见，其观点是基于病症辨析、辨识的角度，集中胪列这么多见证，旨在借此认识"内病"。

2.引用"见证"之名

"十二经见证"对于后世的影响，除了体现在后世医书对于见证内容的转载引用上，还有对于经脉病症的指称方式上的改变。

《丹溪心法》之后，对于经脉病症的表述开始援引"见证"一词。如明代针灸医书《针灸问对·十二经见证歌》卷下[⑤]340将《灵枢·经脉》有关经脉"是动病""所生病"的记载编成歌诀，并起名"十二经见证歌"，表达经脉病候的涵义。又如明代综合性医书《证治心传·痎疟咳嗽记》卷一载："尝读《内经·疟论》，治法独详，分十二经见证，以荣卫为纲领，以气血分阴阳，

①　（明）丁凤. 医方集宜［M］. 上海：上海科学技术出版社，1988.
②　包来发. 李中梓医学全书［M］. 北京：中国中医药出版社，1999.
③　（明）胡文焕.胡文焕医书三种［M］. 朱音，校注. 北京：中国中医药出版社，2015.
④　（明）芮经，纪梦德. 杏苑生春［M］. 曹瑛，刘立萍，付彦君，等，校注. 北京：中国中医药出版社，2015.
⑤　高尔鑫. 汪石山医学全书［M］. 北京：中国中医药出版社，1999.

而察外感、内伤之偏盛。"①29明代综合性医书《灵兰要览·中风》卷上载:"岂不知《内经》云:风为百病之长,善行而数变,必审十二经见证,庶无实实虚虚之消矣。"②2439清代综合性医书《医学心悟·咳嗽》卷三载:"须按《内经》十二经见证而加减如法,则治无不痊。"③此时的"十二经见证"并非特指《丹溪心法》所载"十二经见证"的内容,而是表达了治疟、治咳嗽须分经络,不同的经脉受病后有不同的病症表现的涵义。

可见,"十二经见证"的内涵已经由当初特指《丹溪心法》的一个篇章的具体内容,经由后世借用,转而为经脉病症的代称(其实是特指经典经脉病候)。

3.在"十二经见证"基础上补充经脉病症

明代针灸医书《经络汇编·脏腑联络分合详说》④185在原《丹溪心法》"十二经见证"内容的基础上,增补了与经脉有关的病症,这些病症多为与经脉所联系的脏腑病候。如手太阴肺经见证补充了五志和五味致病的内容:"其见证也,善嚏,悲愁欲哭,洒淅寒热,缺盆中痛,腹痛,肩背痛,脐右少腹胀痛,小便数,溏泄,皮肤痛及麻木,喘、少气,颏上气见。形寒饮冷则伤肺。实则梦兵戈竞扰,虚则梦田野平原。忧伤肺,喜胜忧,热伤皮毛,寒胜热,辛伤皮毛,苦胜辛。辛走气,气病毋多食辛。多食苦,则皮肤槁而毛拔。"《经络汇编》或许是受到"十二经见证"的影响,将脏腑病变产生的病候归入相应的经脉见证之中,丰富了经脉见证的内容,也体现了书名的"汇编"之义。

总体而言,"十二经见证"在后世的流传以综合性医书间的引用记载最为多见,其中既有对于"十二经见证"全部内容的引用,也有对于"见证"之名的指称应用。相较之下,针灸古籍有关"十二经见证"的记载基本乏见,可见其并未在针灸医籍间产生较大的影响。

---

① (明)袁班. 证治心传 医阶辨证 医学妙谛 评琴书屋医略合集 [M]. 太原:山西科学技术出版社,2012.

② (明)王肯堂. 王肯堂医学全书 [M]. 陆拯,主编. 北京:中国中医药出版社,1999.

③ (清)程国彭. 医学心悟 [M]. 北京:中国中医药出版社,2019.

④ (明)翟良. 经络汇编 [M]. 李生绍,点校. 北京:中医古籍出版社,1999.

四、结语

从出土文献"是动病""所产病"的记载，到《灵枢·经脉》确立经脉病候的基本形式和内容，后世对于经脉病候的主流记载和认识一直未跳出此范围。然而，对于经脉病候的理解和记载实际上一直处在隐秘的发展变化之中，经过前文的溯源梳理可见，《内经》和《脉经》是"十二经见证"两部分内容主要的文献来源，其中，《脉经》对于经脉病候的处理方式对"十二经见证"产生了明显影响，或许就是受到《脉经》的启发，才催生出"十二经见证"这种对于经脉病候重新思考和整理后的新形式。基于前文的分析，可以大致勾勒出一条自《脉经》开始的经脉病候的演变路线：《脉经》将脏腑病症归入经脉病症，并统一以经脉病症称之；金元医书中的经脉病候不再分"是动病""所生病"，将"所生病"视作经脉虚损所发病症；"十二经见证"胪列经脉不同受病情况下可见到的多种病症，增补脏腑病症和散在的经脉病症组成经脉见证，并对经脉的相同见证进行归纳，组成合生见证，创"见证"之名指称经脉病候。在这样一条发展演变的轨迹之中，《丹溪心法》"十二经见证"由于独创经脉病候的专有名称，凝练突出病症内容的记载形式，位于医书卷首的明显地位，而受到较大关注，也使得受《脉经》影响而产生的这条经脉病候的演变路线逐渐浮出。总体而言，经脉病候在后世的发展可分为两方面，一方面病症逐渐增多，与经脉有关的病症内容不断丰富，出现了将脏腑病症归入经脉病症的记载；另一方面，随着病症内容的增多，以及大量脏腑病症的归入，在经脉病候的表述方式上，医家也试图找寻一种更普遍、抽象的指称方式以囊括所有经脉病症。

"十二经见证"是经脉病候在金元时期演进变化的突出代表，突出体现了从大中医的视角对病候的一种分类，只是这种分类借用了经脉的形式。当然，之所以借用这种形式而不是其他，一方面是经典经脉病候以及《难经》《脉经》的影响，另一方面则应当是经脉理论在中医理论体系内指导地位的提升。然而，"十二经见证"在金元时期之后的传播和影响范围却较为局限。受到古代医学分科的影响，这种由方药医家总结形成的对于经脉病候的思考和认识并未对针灸医界产生较大的反响，而只是受到众多综合医书的引用和传抄。因此，后世医书中很少见到对于"十二经见证"的思考和评述，大都是完整载录，不作解释，也并未对经脉病候的固有认知产生影响和撼动。借此观照当下针灸理论研究，应当认识到，针灸是中医学的一部分，大量的针灸文献既见于针灸古籍之中，也载于众多临证各科医籍，针灸理论文献研究不应偏据针灸专著一隅，实应放眼整个中医文献之内，扩大文献研究视域和范围，整合多方医学视角，如此，或可较为完整地认识古代针灸理论发展轨迹，呈现其发展全貌。

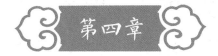

第四章

何辨而治：针药并用

◦导　语◦

　　针灸是中医领域内独具特色的组成部分，无论是从理论体系还是从操作技法而言，自有其相当的独立性。但从古代中医临床实践来看，针灸在大多数的情形之下都不是独立运用的，大多是与药物等并施，共同治疗疾病，这是古代针灸运用的常态。

　　针药并用，杂合以治，在古代医家那里呈现不同的运用方式，其依据何在？对于不同病症，古代医家有不同认识，辨识有异，相应的治疗自然有别。换言之，据何而辨，因何而治，是针药并用的前提和基础。正由于病症本身的复杂性，以及中医理论认识的多样性，决定了古代医家对于辨治的运用有多种形式。厘清这些形式，才能明确针药并用的原则与法度，对于当下临床才有借鉴价值。

　　大体而言，针灸与药物作为两种疗法，临床并用时所依据的辨证有两种基本模式。其一，两者基于统一的辨证形式而运用，其中尤以脏腑辨证形式最为多见。临床诊治时，病因、病机、病位、病性等多维度分析方能做出最准确的诊断，并据此进行治疗。基于脏腑理论指导针灸选穴时，不可避免地存在脏腑与经脉名称相互勾连的情况，所以在某些情况下，脏腑理论与经络理论常相互杂糅。伤寒六经理论指导针药并用时，也不可避免地将伤寒之六经与十二经脉之六经相互杂糅，这其实都反映了古代医家对经脉理论的理解与运用。此外，基于经络理论辨证也常为针药并用所据。其二，两者基于不同的辨证形式而运用，各有所据，一般为方药基于脏腑理论指导而针灸基于经络理论指导。

　　古代针药并用历史的系统考察，不能停留于简单归纳总结有几种针药并用的形式，仅限于古人经验积累的层次，而应当深入到认识的层面，辨析与阐发不同类型针药并用所依据的辨证模式。在此基础上，还可以结合具体的病症与选穴用药情况，探索古代医家针药并用的规律。

站在古代医家的立场来看，针药各有优势，择其善者而用，是临床的必然选择。当下中医临床，分科细化以及由此造成的一定程度上的针药隔阂也是客观实情。因此，梳理并借鉴古代针药并用经验与规律，有利于更好地扩展针灸运用范围和形式，更充分地发挥针灸在防病治病中的作用。

思想认识与辨证方法：古代针药并用考辨

　　针灸和中药是中医学的重要组成部分，也是两种最为常用的治疗手段，在中医防治疾病中发挥着重要作用。尽管在传世的医学经典著作《黄帝内经》（以下简称《内经》）中对针灸的论述和运用要远多于药物，但从早期出土医学文献的记载来看，药物治疗也较为广泛。《内经》以降，虽然随着医学教育与临床的发展，将针灸与药物归属于不同的分科，但从古代医家的临床实践来看，两者常常兼用，可以说针药并用是古代中医临床的常态。相比于古代，现代医疗模式发生了根本性改变，分科越来越细化，医学教育专业化程度也越来越高。一方面，应当看到这种细化所带来的有益之处，医者的专业化水平得以提升。另一方面，也需要注意的是，针灸自成一科后，治疗病种萎缩、局限已基本成为学界多年来的共识。一些古代医家曾敏锐意识到并着力批判过乃至试图改变过的"针药隔阂"现象，即知药者不知针灸，知针灸者不知药物，在当下中医界内变得尤为明显，不免令人担忧。

　　正因如此，近年来学界对针药结合进行过一些思考，对其梗概有初步梳理，对针药结合的模式也有初步归纳，但这些依然不够，还有一些深层的问题未能得到系统辨析。研究者自身的视角也常局限于针灸，影响对于针药并用问题认识的深度和全面性。如近年来对于针灸辨证论治的讨论颇多，应当说研究者能够认识到当前针灸辨证论治理论表述与教学中存在的不足是极为积极的，但想要厘清指导针灸疗法运用的辨证方法和理论，仅仅在针灸范围内、仅仅基于当下的针灸临床的讨论显然是远远不够的。如果我们还认为古代针灸学术能够为当下所借鉴、古代针灸本质规律与内涵尚需挖掘的话，那么对古代针药并用进行深入考辨，尤其是基于与临床密切关联的辨治角度的研究，就应当是充分必要的。

一、当下针药并用研究述略

1.针药并用作用机制研究

目前对于针药并用机制的研究认识，大概分为三种情况：针药的同效相须关系、异效互补关系与反效制约关系。第一种情况下针与药往往针对同一性质的疾病或病症，从病因层面施治；或针与药一主一辅，互相补充彼此治疗的局限性，提高治疗效果的稳定性；第二种情况下针与药的作用性质与作用环节均存在巨大差异，由于临床很多疾病的复杂性，患者常表现出寒热错杂、内外同病、脏腑经络同病等复杂病机，此时单一治疗方法难以取效或见效缓慢，针与药则可发挥不同的治疗性质，分别作用于不同病位、针对不同病机而起效，从而解决较为复杂的病症；第三种情况则是利用针灸和中药的作用性质和作用方向相反的特点，达到不同的治疗目的。一方面，针灸可以制约药物的峻烈之性，减轻药物的不良反应；另一方面，如遇阴阳同病、虚实夹杂或寒热错杂等病机，中药和针灸可分别从阴阳、虚实和寒热等相反的方向进行治疗，相反相成[1][2][3]。换言之，针药并用并不是针与药之间简单的叠加，而是以疾病为中心，使二者各自发挥其作用，或相辅相成，或相反相成，或针对不同病程阶段，共同作用于疾病的病因或病机，从而达到治疗的效果。诚然，目前主流的认知仍是药物疗法适合治脏腑，针灸疗法适合治肢节，但在适宜病症上二者均内外皆治，药物疗法和针灸疗法均通过经络系统起效，二者共同效应通路是经络系统，经络系统是两者联合应用的结合点[4]。

2.针药并用适用范围概述

目前临床医生使用针与药结合较为常见，所涉及的疾病分类也较为广泛，其中以神经系统疾病及内分泌系统疾病最为多见，如脑卒中后遗症、面神经麻痹、糖尿病等；另外，针药并用对于药物干预疗效不显著或不良反应过大的病

---

① 韩彬. 论中医针药并用过程中针灸和中药的关系 [J]. 中医杂志, 2012, 53 (15): 1273-1276.

② 韩彬, 吴中朝. 论针药异效互补及其临床应用 [J]. 中国针灸, 2013, 33 (10): 931-934.

③ 张雪, 丁文涛. 浅谈针药结合 [J]. 中医药导报, 2017, 23 (10): 97-98.

④ 代冉冉, 王欣君. 针药结合疗法的指导理论及其临床应用策略 [J]. 南京中医药大学学报, 2023, (7): 606-612.

症亦有明显效果，如乳腺癌患者化疗后产生的认知障碍、带状疱疹后遗疼痛等；而一些针刺本身效果良好的病症在临床上也广泛使用针药并用法，如各类疼痛病症[①]。

3. 目前针药结合的问题与局限性

（1）缺乏系统总结与梳理：目前针药结合的方式多种多样，但对各自的适用病症和条件并未进行相关的整理和总结，如何从临床实际出发，突出针灸的特色，对不同针药结合方式的优势病种进行归纳、筛选，无疑是目前急需解决的关键技术问题之一。目前针药并用相关的现代文献较为丰富，但大多为临床观察类文献及病案类文献，并未见对针药并用适应证的系统性总结与梳理，可见针药并用理论并未形成系统认识，而现有的针药并用临床研究设计也不够严谨，其结论难以支撑其论点[②]。

（2）传统的评价标准与现代衡量指标不统一：传统的评价体系中常以患者的主观感受为评价标准，难以形成定量的指标，客观性不够，不符合西医学客观、准确、灵敏、规范的评价和衡量标准[②]。

（3）理论性研究不够深入：对于针药并用机制，缺乏分子生物学水平的研究，而大多基于对针灸与方药性质的总结分析，不具备可信度，且针药并用的相关研究大多局限，并不能从中医整体的理论框架出发进行宏观分析[②]。

4. 对针药并用的展望

基于以上问题，一些学者对针药并用的发展提出了各自的见解。颜士才[②]等认为当前迫切的任务是要确立与临床实际相符合的针药并用不同方式的优势病种，同时临床研究方面应重点设计符合科学规范的随机对照试验；王玲玲[③]认为，培养针药结合的复合型人才十分关键，在医学院教学及临床实践过程中要加强针灸与方药的整体学习与认识，从而深化针药并用的规律性建设。

概言之，针药结合研究是目前较为关注的内容之一，已在理论、临床、实验等方面进行了一定的探索，有力地推动了对其的深入认识。但同时也需要注

---

① 杨宁，米子硕，陈昊，等. 基于CiteSpace的针药结合研究热点和趋势分析［J］. 中国研究型医院，2023，10（01）：16-21.

② 颜士才，王玉敏，喻晓春，等. 不同方式针药结合研究概况及分析［J］. 中国中医药信息杂志，2011，18（11）：110-112.

③ 王玲玲. 探讨针药结合规律，发现针药结合本质［J］. 南京中医药大学学报，2007，23（4）：205.

意到的是，目前有关针药结合研究的一些基础性、系统性工作尚显不足，如对于古代针药并用的整体情况还没有比较全面的把握，对于古代针药并用的经验规律的总结还有待深入，对于古代针灸并用的理论建设还未有充分的意识。

二、古代针药并用思想认识的变迁

1.先秦两汉时期

早在《内经》之中，对于针刺与药物两种疗法的关系便已有一定的论述。如《素问·移精变气论》[①]曰："毒药治其内，针石治其外""病形已成，乃欲微针治其外，汤液治其内"。《素问·汤液醪醴论》曰："当今之世，必齐毒药攻其中，镵石针艾治其外也"。可见此时，限于诸多因素，无形中将针灸、中药的适应证随操作技法进行了简单的区分，即"针治外，药治内"，但临床疾病的诊疗更为复杂，并不可简单地以内、外作为区分，且此时对针药各自的治疗性质也并未做具体论述，可见此时对针药的认识仍处于初步阶段，但已初步形成了纲领性原则，这也为后世医家有关针药疗法的理论认识奠定了基础。不仅是医学典籍中，史籍中有关医学资料也就针药疗法的适应范围有所论述，如扁鹊曰："疾在腠理，熨焫之所及；在血脉，针石之所及；其在肠胃，酒醪之所及。"相比于《内经》的"内、外"之别，此处对疾病做了更为详细的划分，即以"腠理、血脉、肠胃"将病位划分为三个层次，并指出要根据病位的浅深选择合适的治疗方法。虽然在今日看来，如此的病位划分仍较为粗浅局限，但在当时已然是一种突破。

张仲景在前世医家的基础上，对针药并用提出了纲要性表述，如《金匮要略》[②]中提到"申脉阴阳，虚实紧弦，行其针药，治危得安"，虽并未对针药的各自适应证做出明确规定，但这与其"以病为纲，辨证论治"的学术思想一脉相承，强调了治疗前明确辨证诊断的重要性，且在条文中亦有具体体现。如《伤寒论·辨太阳病脉证并治》[③]曰："太阳病，初服桂枝汤，反烦不解者。先刺风池、风府，却与桂枝汤则愈。"《伤寒论·辨阳明病脉证并治》[③]曰："阳明中风，脉弦浮大而短气，腹都满，胁下及心痛，久按之，气不通，鼻干不得汗，

---

① 黄帝内经素问［M］. 傅景华，陈心智，点校. 北京：中医古籍出版社，1997.

② （汉）张仲景. 金匮要略［M］. 北京：中医古籍出版社，1997.

③ （汉）张仲景. 伤寒论［M］. 北京：中国医药科技出版社，2013.

嗜卧，一身及目悉黄，小便难，有潮热，时时哕，耳前后肿，刺之小差，外不解，病过十日，脉续浮者，与小柴胡汤。"可见，张仲景对于针药并用的原则已不同于前世依据病位深浅确立不同治法，而是在明确辨证的基础上先后应用针刺与方药，以期达到最佳治疗效果，这丰富了针药并用的内涵，为后世运用针药并用之法提供了辨证思路。

2.唐宋时期

自唐代起，名医辈出，一方面，临床上针药并用的实践逐渐积累，另一方面，关于针药治疗的理论认识也有了一定的丰富。孙思邈《千金翼方》[①]中指出"良医之道，必先诊脉处方，次即针灸。内外相扶，病必当愈……汤药攻其内，针灸攻其外。不能如此，虽时愈疾，兹为偶瘥，非医瘥也"。可见这个时期仍延续《内经》"针治外，药治内"的治疗原则，对针药的适应证仍处于较为笼统的概括阶段。但值得一提的是，这个时期医界对医德也愈发重视，而针药并用的风潮也一定程度上影响了当时医家对"良医"的定义，如药王孙思邈在《备急千金要方》《千金翼方》中均提及了"良医"之道，"若针而不灸，灸而不针，皆非良医也。针灸不药，药不针灸，尤非良医也……知针知药，故是良医"[②]。可见孙思邈认为对针、灸、药俱擅长者方可称为良医，这也间接体现了其针、灸、药并重的学术思想。

北宋王怀隐等编著的《太平圣惠方》[③]中也提到"草木有蠲疴之力，针灸有劫病之功"，意指草药、针灸各有其功，对于疾病的治疗不必拘泥一法。南宋医家王执中所撰《针灸资生经》[④]引述孙思邈的"针灸药并重"之论，并设立《针灸须药》专篇论述针药并用之法，在理论基础上举隅诸多应用"针药并用"之法的病案，这是针灸古籍中首次从理论高度对针药并用作出的认识，反映了这个时期医家受唐代针药并重学术思想的影响较为深远，且对针药并用的应用有较为广泛的积累和深切的体会。

3.金元时期

该时期在唐宋医学蓬勃发展的影响下，学术争鸣，认识纷呈，诸多医家对

① （唐）孙思邈. 千金翼方［M］. 北京：人民卫生出版社，1955.
② （唐）孙思邈. 备急千金要方［M］. 北京：人民卫生出版社，1955.
③ （宋）王怀隐. 太平圣惠方［M］. 北京：人民卫生出版社，1958.
④ （宋）王执中. 针灸资生经［M］. 北京：中国书店，1987.

"针药并用"皆有自身体会。张从正在《儒门事亲》[①]中指出,"针之理,即所谓药之理",认为针法、灸法有解表之功,故将其二者归于治疗大法中的"汗法",尽管这样的类比并不十分贴切,但这也充分表明其已经深入理论层面对针药并用的思想和思路进行探索,是认识上的深化和丰富。

李东垣作为补土派的代表,不仅在方药上自成体系,对针灸也颇有研究,后世医家总结其针灸思路并称其为"东垣针法",其在《脾胃论》[②]中多处引述《灵枢》的内容并加以阐释发挥,在《医学发明》[③]等著作中列举诸多针药并用的病案。罗天益师从李东垣,其所撰《卫生宝鉴》[④]中同样记载了较多的针药并用的病案。由此表明,在此时期,医家已在临床中积累了较为丰富的针药并用经验,并有理论层面的思考,认为临床针药并用的前提是基于明确诊断并辨证,从而"当针则针,当药则药,或先药后针,或先针后药"。

4.明代

明代的经济发展在一定程度上推动了医学的发展,故而明代医家在前世医家经验的基础上对针药并用之道有了更为深刻的理解和认识。如《普济方·针灸》[⑤]中设立《诸病在阴阳并用针药论》专篇,此篇以阴阳论病位之所在,并据此确立针刺选穴与用药之法,同样是基于明确诊断与辨证之上的应用。且本书"流注针经序"中继承了孙思邈对针药之道与良医之道的认知,提到"则药与针灸三者俱通,庶可进而为上医之士"。

又如高武在《针灸聚英》[⑥]中屡次强调针药并用的重要性,如"针灸药,皆为医家分内事""针灸药三者得兼,而后可与言医""每遇伤寒热入血室,闪挫诸疾,非药饵所能愈,而必俟夫刺者,则束手无策,自愧技穷""针灸药因病而施者,医之良也",可见在当时,针、灸、药并用已然成为当时医学实践所追求的趋势,而明确疾病的诊断则是选择正确治疗手段的必要前提。

汪机继承朱丹溪"针法浑是泻而无补"的学术观点,认为针有"行气"之功,灸有"散郁"之效,从治法的理论高度凝练针、灸疗法,这是针、灸二法

① （金）张子和. 儒门事亲［M］. 上海：上海科学技术出版社,1959.

② （金）李杲. 脾胃论［M］. 北京：中国中医药出版社,2019.

③ （金）李杲. 医学发明［M］. 北京：人民卫生出版社,1959.

④ （元）罗天益. 卫生宝鉴［M］. 北京：中国中医药出版社,2007.

⑤ 石学敏,王旭东. 中国针灸大成·综合卷（普济方·针灸门）［M］. 长沙：湖南科学技术出版社,2020.

⑥ （明）高武. 针灸聚英［M］. 北京：中国中医药出版社,1997.

有别于方药之处，即只能泻病邪而不能补正气，因此，在疾病诊断过程中，确定疾病的病机、病因方可选用恰当的治疗方法。

马莳所撰《素问注证发微》①《灵枢注证发微》②两本著作中，旨在发扬《灵枢》之学，对针药并用亦有较多论述，立足于"以针明药"的向度，涉及针药关系的论述计25次。其提出"凡治病者，不分刺灸用药，皆当分其标本，以取其经。"并强调脉诊在针药治疗中的重要性，体现了其对明确诊断的重视。

《琼瑶神书》③云："针能主表，药能主里，针药并行，方可为医"，与前人的理论认知并无根本差异，唯有"外、内"与"表、里"之差，仍是对前世医家针药理论的沿袭。

杨继洲作为明代具有代表性的针灸医家，对针药并用同样重视，在《针灸大成》④中指出"故其致病也，既有不同，而其治之，亦不容一律，故药与针灸不可缺一者也""于是有疾在腠理者焉，有疾在血脉者焉，有疾在肠胃者焉。然而疾在肠胃，非药饵不能以济；在血脉，非针刺不能以及；在腠理，非熨焫不能以达。是针灸药者，医家之不可缺一者也"，强调了针、灸、药功用各不相同、各有所长，引述扁鹊按"腠理、血脉、肠胃"区分病位之论，指出病邪治病的表现不一，临床运用针、灸、药三者需要针对不同病位、不同表现的适应证，且在其医案中也有针药并用的记载。

《针方六集·旁通集》记载了吴崑感慨于当时一般医者忽视针学的弊端，立足于发扬针学，对针药并用之道做出的独特而较为系统的认识。此集通过对针灸与药物全方位的类比，提出了"针药二途，理无二致"（《针方六集·旁通集》⑤）。他提出"针药同理"的同时，亦充分认识到二者各有所长，在《针方六集·旁通集·针药短长》⑤中指出"有穷年积岁饮药无功者，一遇针家施治，危者立安卧者立起，是药之多不如针之寡也。然针不难泻实而难补虚，一遇尪羸，非饮之甘药不可。是针之补不如药之长也"。可见，临床施针或用药要依据患者的具体病情，或择一而用，或二者兼施，不可一概而论。同时，《针方六集》中还指出"针不难泻实而难补虚。一遇元羸，非饮之甘药不可，是针之

① （明）马莳. 黄帝内经素问注证发微［M］. 北京：人民卫生出版社，1998.
② （明）马莳. 黄帝内经灵枢注证发微［M］. 北京：科学技术文献出版社，1998.
③ （明）琼瑶真人. 针灸神书：琼瑶神书［M］. 中医古籍出版社，1987.
④ （明）杨继洲. 针灸大成［M］. 北京：中国中医药出版社，1997.
⑤ （明）吴崑. 针方六集校释［M］. 施土生，校释. 北京：中国医药科技出版社，1991.

补不如药之长也"，将针刺与方药的治疗性质作出明确对比，即"针主泻，药宜补"。

张景岳在《类经》①中提到"治病之道，针药各有所宜，若真知非药不可而妄用针者，必反害之"，凝练地提出针药各有其适应证，临床诊治应依据具体情况而为之。

5. 清代

自清代起，受"西学东渐"的影响，传统中医理论受到极大冲击，针灸作为传统中医的技法之一逐渐走向边缘化，故而在此时期，"针药并用"的临床实践发展较为缓慢，但其中仍不乏一些医家秉持"针药并用"的学术思想，如温病学大家吴鞠通在《温病条辨》②中提及"盖刺法能泄能通，开热邪之闭结最速，至于益阴以留阳，实刺法之所短，而汤药之所长也""此节语意自明，经谓必死之证，谁敢谓生，然药之得法，有可生之理，前所谓针药各异用也，详见后"，将针刺与汤药的功效做了不同的区分，而疾病的不同阶段病机也不同，则选择的治法也应有所不同。

李学川在《针灸逢源》③中提出"知汤液而不知针灸，是知人有脏腑，而不知有经络毛腠也；知针灸而不知汤液，是知人有经络毛腠，而不知有脏腑也"。可见他将经络毛腠与脏腑作为人体结构的两个重要组成部分进行区分，并认为针灸可治经络毛腠之变，而汤液可治脏腑之疾，实际上也并未脱离前世医家"针治外，药治内"的理论纲领，但一定程度上将"内、外"的概念进行了相对具体化的表达，将针、药的适应证做了更为系统的区分。

吴师机在其外治专著《理瀹骈文》④（又名《外治医说》）中指出"外治之理，即内治之理；外治之药，亦即内治之药，所异者法耳"，认为外治法与内治法仅是形式、方法上的差别，对于疾病的诊断均是依据八纲、脏腑、经络辨证等方法，即其所据之理是一致的，且外治法与内治法所取得的功效也并无大异。

从历史的角度看，随着医疗技术与社会经济的发展变迁，古代医家有关针药并用的经验积累逐渐丰富，对针药关系的理解和认识也愈发清晰深刻。自《内经》时期起，"针治外，药治内"的理念便指导着历代医家对针药处方的选

---

① （明）张介宾. 类经［M］. 北京：人民卫生出版社，1965.

② （清）吴瑭. 温病条辨［M］. 北京：科学技术文献出版社，2010.

③ （清）李学川. 针灸逢源［M］. 北京：中国中医药出版社，2019.

④ （清）吴尚先. 理瀹骈文［M］. 北京：人民卫生出版社，1955.

择与应用，随着医学理论的发展以及临床实践的深入，各医家也对"内、外"的内涵有了更深刻的认识，而这种认识的变革也指导着临床治疗手段的选择。实际上，这是对针与药治疗特点的总结，即二者"杂合以治，各得其所宜"，这种思想也对后世医家产生深远影响，宋代王执中提出"针灸须药"之说，但并无深入论述。至金元时期，医家对针药并用的理解产生了较为明显的转折，超越了前世医家"针与药各得所宜"的认知，进一步提出了"针之理即药之理"，及针与药乃是基于统一理论指导下的不同疗法，二者仅表现为形式上的差异，并通过大量病案举隅佐证此观点。而明代对针药关系认识最具代表性的医家为马莳与吴崑，马莳在《内经》注释中表现出较为显著的将针灸与药物两种疗法置于同一理论框架之下的思想倾向；吴崑则从多个角度系统阐述了"针药二途，理无二致"，甚至不惜穿凿附会；且马莳、吴崑均推崇李东垣，不排除后者受前者影响[①]。

因此，尽管古代各时期医家对针药并用的理解有所差异，但皆是基于明确诊断基础上施行的治法，辨证指导治疗，而"针药并用"并非简单的针药结合，而是针对疾病性质与特点，或先针后药或先药后针，以达到最佳治疗效果。

三、古代针药并用所据辨证方法辨析

针灸疗法以经络理论为核心指导，而经络理论虽然在整个中医理论体系中也居于重要地位，但这种重要性更大程度上表现在对人体生理病理的解释方面，至于在中医各科临床辨证方面，经络理论指导的重要性似乎显著降低，这导致针灸与方药各成体系、难以相融，反映到临床上便是医者在用针与用药上的隔阂。

但实际上，无论行针还是用药，其根本目的均在于对疾病的治疗，因此针与药的作用主体都是疾病，只有明确辨证、诊断，判断疾病的病位、病性、病因、病机，方能选择最合适的治疗方案，以达到最佳治疗效果。换言之，不论是针灸还是方药，都是调整人体气血阴阳的载体，而它们如何发挥作用以完成对疾病的治疗则离不开针刺与方药处方的选择。因此，在临床实践中，在明确诊断的前提下，判断施针、用药的时机、顺序乃针药并用的重中之重。

---

① 宋冰心，杨峰. 针药同理的两个向度：以马莳、吴崑为中心 [J]. 中华医史杂志，2022，52（6）：347–353.

辨证论治是中医临床诊治疾病的基本原则，也是中医学的特色之一，恰当的辨证方法是明确诊断、确立正确的治疗方法的基础。现行《中医诊断学》①教材中的辨证方法包括八纲辨证、病性辨证（六淫辨证、阴阳虚损辨证、气血辨证、津液辨证）、病位辨证（脏腑辨证、六经辨证、卫气营血辨证、三焦辨证、经络辨证）。这些辨证方法各有特点、各有侧重，相互之间并不完全并列。对于同一病症，尤其是病机较为复杂的病症，可通过不同辨证方法，多维度对该病症探讨分析，从而确立最为恰当的治疗方法，而病性辨证与病位辨证常配合运用以指导临床实践。

古代医家在长期临床实践中积累了较为丰富的针药并用经验，本文将基于具体医案，抓住辨证方法这个核心，总结归纳古代医家在施用"针药并用"之法时，是基于统一的理论指导，还是各依其法？统一的理论指导又是什么？各依其法又分别是什么？何时用统一的理论指导？何时各依其法？透过这些问题，可以深入分析古代医家对针药并用的理解与认识，同时也能为当下临床运用提供借鉴。

（一）基于统一理论指导

1.基于脏腑理论

脏腑理论是中医理论体系的核心内容，是在以五脏为核心的整体观的指导下对五脏六腑的解剖、功能以及病变症状的观察，从而研究脏腑的生理、病理及相互之间关系的理论。而脏腑辨证则是在脏腑理论指导下，对四诊所收集的病情资料进行分析、综合，以辨别疾病所在脏腑部位及病性的辨证方法。辨别疾病所在脏腑部位是脏腑辨证的要点。古代医家在治疗各科疾病时，常以脏腑辨证为纲而施治，以下为病案举隅及分析。

（1）《备急千金要方》治中风

夫诸急卒病多是风，初得轻微，人所不悟，宜速与续命汤，依输穴灸之……肺中风者……视目下鼻上两边下行至口，色白者尚可治。急灸肺俞百壮，服续命汤，小儿减之……若为急风邪所中，便迷漠恍惚、狂言妄语，或少气慑慑、不能复言；若不求师即治，宿昔而死。即觉便灸肺俞及膈俞、肝俞数十壮，

---

① 李灿东. 中医诊断学［M］. 北京：中国中医药出版社，2016.

急服续命汤可救也。若涎唾出不收者，既灸当并与汤也。肝中风者……若唇色青、面黄尚可治，急灸肝俞百壮，服续命汤。心中风者……若唇正赤尚可治，急灸心俞百壮，服续命汤。脾中风者……吐咸汁出者，尚可治。急灸脾俞百壮，服续命汤。肾中风者，其人踞坐而腰痛，视胁左右未有黄色如饼粢大者，尚可治。急灸肾俞百壮，服续命汤。大肠中风者，卧而肠鸣不止。灸大肠俞百壮，可服续命汤。

——《备急千金要方》卷八《治诸风方·论杂风状第一》

此处所说"中风"，并非西医学所说"脑卒中"，而是指广义中风，即一切风邪中于人之证。孙思邈治五脏中风，以灸背俞穴与方药并用之法，此乃巢元方《诸病源候论》[①]中灸背俞穴治疗五脏中风之证的发挥。《素问·风论》[②]便有"风中五脏六腑之俞，亦为脏腑之风"的表述，这与风邪的性质与致病特点有关，"风为阳邪，易袭阳位"，从阴阳学说而论，背属阳，故易为风邪所伤。而风中背俞，可引起相应内脏病症，背俞又是内脏病症于背部的局部反应点，如《素问·举痛论》[②]云"气客于背俞之脉，则血脉泣，脉泣则血虚，血虚则痛，其俞注于心，故相引痛。"通过《备急千金要方》中对五脏中风的症状论述可知，五脏中风的病症均较为危急严重，故治疗首先采用"急灸"之法，以缓解危急之证，并可引邪外出，阻止邪气深入，而续命汤为治疗外风的主方，乃针对病因而施。灸法与方药各依其法又具一致性，急用灸法既是针对脏腑病症，又可引邪外出，续命汤则为治中风之药方，其组成大多为辛味药，以辛散风邪而通达表里，阻邪深入。二者相互配合，急则灸之，缓以方药，表里同治，既可祛散风邪，又可疗脏腑之疾，固护正气。

（2）《千金翼方》治饮食不消

凡身重不能食，心下虚满，时时欲下，喜卧者，皆先针胃管（脘）太仓，服建中汤，及服此平胃丸必瘥方。

——《千金翼方》卷十九《杂病中·饮食不消第七》

---

① （隋）巢元方. 诸病源候论［M］. 沈阳：辽宁科学技术出版社，1997.
② 黄帝内经素问［M］. 傅景华，陈心智，点校. 北京：中医古籍出版社，1997.

饮食不消者，其病在胃脘，根据"心下虚满""喜卧"等症状可知其发病因脾胃气虚失降所致。胃脘太仓即中脘穴，位于脐上4寸，属任脉腧穴，胃之募穴，足太阴脾经所结之处，故对于脾胃部病症有效。而建中汤所建之"中"，乃中焦之气，使阳气上升而阴气下降；平胃散的功效如其名，可平运胃气，调和脾气，使脾升胃降，如《太平惠民和剂局方》①曰"平胃散治脾胃不和，不思饮食，心腹胁肋胀满刺痛，口苦无味，胸满短气，呕哕恶心，噫气吞酸，面色萎黄，肌体瘦弱，怠惰嗜卧，体重节痛，常多自利，或发霍乱，及五噎八痞，膈气反胃，并宜服"。此处针刺选穴与方药的应用皆是针对"脾胃气虚"这一主要病机而施，乃脏腑辨证指导下的具体治法。

（3）《卫生宝鉴》治虚劳发热

建康道按察副使奥屯周卿子，年二十有三，至元戊寅三月间病发热，肌肉消瘦，四肢困倦，嗜卧盗汗，大便溏多，肠鸣，不思饮食，舌不知味，懒言语，时来时去，约半载余，请予治之。诊其脉浮数，按之无力。正应王叔和浮脉歌云：脏中积冷荣中热，欲得生精要补虚。先灸中脘，乃胃之经也，使引清气上行，肥腠理。又灸气海，乃生发元气，滋荣百脉，长养肌肉。又灸三里，为胃之合穴，亦助胃气，撤上热，使下于阴分。以甘寒之剂泻热，其佐以甘温，养其中气。又食粳米羊肉之类，固其胃气。戒于慎言语，节饮食，惩忿窒欲。病气日减，数月气得平复。

——《卫生宝鉴》卷五《虚中有热治验》

罗天益学术遥承于洁古，授受于东垣，为易水学派的传承做出了巨大贡献。其诊治患者首先据其脉证，"肌肉消瘦""四肢困倦""大便溏多""懒言语""脉浮数无力"等均提示此为虚劳之证，即阴气不足，阳气有余，故内外生于热，此发热乃因内伤所致而非外邪。因其受易水学派影响较深，故对于内伤病症，罗天益多从脾胃论治，在传承李东垣学术思想的前提下进一步发展脾胃学说。脾胃所伤，一因饮食，二因劳倦，此病案中患者当属后者，而脾胃气虚为根本病机，故治疗应在泻热的同时补益脾胃。中脘为任脉腧穴，胃之募穴，

---

① （宋）太平惠民和剂局. 太平惠民和剂局方［M］. 彭建中，魏富有，点校. 沈阳：辽宁科学技术出版社，1997.

灸之可益脾胃；气海亦为任脉腧穴，为人身元气所生之处，元气之本，灸之可生发元气、补养中气；足三里属足阳明胃经腧穴，为胃的下合穴，灸之可助胃气，灸此三穴可补养脾胃之气，乃针对病机而施，同时灸法的温热刺激本身就可激发经络之气，温补已虚之脏腑。而方药的选择同样基于脏腑辨证即"以甘寒之剂泻热，其佐以甘温，养其中气。"由于此病案发热由气虚所致，泻热不可妄用苦寒之剂，否则更伤脾胃，故罗氏以甘寒之剂泻热，亦是基于对病机的考虑，这也是对李东垣《内外伤辨惑论》[①] "内伤不足之病……惟当以甘温之剂，补其中，升其阳，甘寒以泻其火则愈"的"甘温除热"之法的继承。此病案灸法与方药的施用皆是在脏腑理论指导下针对病机而选择，其目的皆为升阳补阴泻热，为治其根本之法。

（4）朱丹溪治痫证

秦承祖灸鬼法

鬼哭穴以两手大指相并缚，用艾炷骑缝灸之，令两甲角后肉四处着火，一处不着则不效。

（按：丹溪治一妇人久积怒与酒，病痫，目上视，扬手踯足，筋牵喉响，流涎，定则昏昧，腹胀痛冲心，头至胸大汗，痫与痛间作。此肝有怒邪，因血少而气独行，脾受刑，肺胃间有酒痰，为肝气所侮而为痛。酒性喜动，出入升降，入内则痛，出外则痛，用竹沥、姜汁、参术膏等药甚多，痛痫间作无度。乘痛时灸大敦、行间、中脘，间以陈皮、芍药、甘草、川芎汤调石膏与竹沥服之，无数；又灸太冲、然谷、巨阙，及大指甲肉。且言鬼怪怒骂巫者。丹溪曰：邪乘虚而入，理或有之，与前药，佐以荆、沥防痰，又灸鬼哭穴，哀告我自去，余证调理而安。）

——《针灸聚英》卷二《玉机微义针灸证治》

《针灸聚英》中记载一朱丹溪治疗痫证病案，该病案强调了鬼哭穴治疗痫证的意义所在，也是典型的灸法与方药并用的实例。此人因积怒、饮酒而患痫证，同时伴有腹胀痛冲心之症，此乃肝有怒邪而刑脾，又因长期饮酒伤肺胃之气而肝侮肺所致，故此病患肝、心、肺、胃皆受累，治疗先以姜汁、竹沥、参

---

① （金）李杲. 内外伤辨惑论［M］. 北京：人民卫生出版社，1959.

术膏等药固护脾胃。大敦为足厥阴肝经经气所出之井穴；行间属足厥阴肝经，为肝经经气所溜之荥穴，灸此二穴皆可疏肝经气机，对痫证有效；中脘为任脉腧穴，胃之募穴，灸之可益脾胃之气。陈皮、芍药、甘草、川芎汤调石膏与竹沥等药可温中理气和胃涤痰，以上穴位与方药的选择皆是基于脏腑辨证。太冲为足厥阴肝经之输穴、原穴；然谷为足少阴肾经腧穴，肾经经气所溜之荥穴；巨阙为任脉腧穴，心之募穴，此三穴对心胸症状皆有效，而鬼哭穴对于癫痫等神志疾病皆有效。此病案中癫痫为主病，并由于长期饮酒、积怒等原因对脾胃、肝、心等脏皆有损，故临床施治不仅要针对痫证本病，仍要固护脾胃、补养心肺，病因、病机同时施治。此病案较为复杂，治疗也较为多样，但皆是基于脏腑辨证而施。

（5）《针灸大成》治痫证

丁丑夏，锦衣张少泉公夫人患痫证二十余载，曾经医数十，俱未验。来告予，诊其脉，知病入经络，故手足牵引，眼目黑瞀，入心则搐叫，须依理取穴，方保得痊。张公善书而知医，非常人也。悉听予言，取鸠尾、中脘，快其脾胃，取肩髃、曲池等穴，理其经络，疏其痰气，使气血流通，而痫自定矣。次日即平妥，然后以法制化痰健脾之药，每日与服。

——《针灸大成》卷九《附杨氏医案（杨氏）》

此篇明确指出痫证因痰而生，病在经络，且病久则会伤脾胃，鸠尾、中脘皆为任脉腧穴，位于上腹部，对脾胃疾病皆有效，此二穴的选择乃基于穴位的位置与其治疗性质，实际上仍是由脏腑理论指导；肩髃、曲池二穴皆为手阳明大肠经腧穴，位于肩臂部，对于上肢部肢体症状效果显著，曲池又为大肠经之合穴，故此二穴的选择乃基于穴位的位置及经脉理论，既可缓解局部肢体症状，又可治痫之本病；而方药则是针对病因而施。故鸠尾、中脘二穴与化痰健脾之方药皆是基于经脉理论，再配以肩髃、曲池等穴，既可治疗局部症状，又可治其病因。

（6）《针灸大成》治痰在经络

乙卯岁，至建宁。滕柯山母患手臂不举，背恶寒而体倦困，虽盛暑喜穿棉袄，诸医俱作虚冷治之。予诊其脉沉滑，此痰在经络也。予针肺俞、曲池、三里穴，是日即觉身轻手举，寒亦不畏，棉袄不复着矣。后投除湿化痰之剂，至今康健，诸疾不发。若作虚寒，愈补而痰愈结，可不慎欤！

——《针灸大成》卷九《附杨氏医案（杨氏）》

壬申夏，户部尚书王疏翁，患痰火炽盛，手臂难伸，予见形体强壮，多是湿痰流注经络之中，针肩髃，疏通手太阴经与手阳明经之湿痰，复灸肺俞穴，以理其本，则痰气可清，而手臂能举矣。至吏部尚书，形体益壮。

——《针灸大成》卷九《附杨氏医案（杨氏）》

此两例病案，皆为痰在经络之手臂活动不利者，杨继洲认为其病因为痰湿瘀阻经络，病位在经络，治疗以针（灸）与方药并用。肺俞穴为足太阳膀胱经经穴，属于背俞穴，为肺脏经气输注之处，"肺为贮痰之器"，故寒湿之邪侵于经络常停于肺经，针（灸）肺俞穴有祛痰化湿之功，即杨氏所谓"理其本"。曲池、手三里、肩髃皆为手阳明大肠经腧穴，分别位于肘区与肩部，皆可治疗肩臂部病症；在施行针法后，再施以除湿化痰之方剂。此两例病案中针（灸）法与方药的选择皆是基于脏腑理论，治疗以针对病因为主，同时伴以针对局部症状的治疗。

（7）《医学纲目》[①] 载李东垣治腹痛惊悸

一妇人三十岁，每因浴后，必用冷水淋通身，又尝大惊，遂患经来时必先少腹大痛，口吐涎水，然后经行。行后又吐水二日，其痛直至六七日经水止时方住，百药不效……半年后，又因惊忧，前病复举，腰腹时痛，小便淋痛，心惕惕跳惊悸。予意其表已解，病独在里。先与灸少冲、劳宫、昆仑、三阴交，止悸定痛。次用桃仁承气大下之，下后用香附三两，蓬术、当归身各一两半，三棱、玄胡索、桂、大黄、青皮俱醋制，青木香、茴香、滑石、木通、桃仁各一两，乌药、甘草、缩砂、槟榔、苦楝肉各半两，木香、吴茱萸各二钱，分作二十帖，入新取牛膝湿者二钱，生姜五片，用荷叶汤煎服。服讫渐安。

——《医学纲目》卷三十四《妇人部·调经》

本病案出自李东垣，为妇人惊悸并少腹疼痛，妇人因其经、带、胎、产等

---

① （明）楼英. 医学纲目 [M]. 北京：中国中医药出版社，1996.

特殊的生理现象及特点，受惊等外因更易致其心气虚损、心神失养而惊，而经前少腹痛乃冷水淋身而致气血不畅，瘀阻胞宫，故其病在里，为虚为寒，以灸法与方药并用而治之。少冲为手少阴心经腧穴，五输穴之井穴；劳宫为手厥阴心包经荥穴；昆仑为足太阳膀胱经穴，足太阳所注之经穴；三阴交为足太阴脾经穴，又是足三阴经交会穴，灸以上四穴，既可温里散瘀止痛，又可补益心肾定惊，而桃仁承气汤则可祛下焦蓄血，再以香附、莪术、当归等药理气止痛兼补血活血，故灸法与方药皆是基于脏腑理论而施。

2.基于伤寒六经理论

伤寒六经理论在《内经》三阴三阳理论的基础上，依据病位浅深及病情轻重将外感病分为太阳、阳明、少阳、太阴、少阴、厥阴六个层次。六经辨证是六经理论指导下的一种辨证论治的方法与体系，是以六经所系的脏腑经络、气血津液的生理功能与病理变化为基础，结合人体抗病力的强弱，病因的属性，病势的进退、缓急等因素，对外感疾病发生、发展过程中的各种症状进行分析、综合、归纳，借以判断病变的部位、证候的性质与特点、邪正消长的趋向，并以此为前提决定立法处方等问题的基本法则。也就是说，"六经辨证"的适用证为外感病，故古籍中应用伤寒六经辨证施行针药并用之法也以外感病居多。其中《卫生宝鉴》中对中风的论述乃基于六经理论。

知暴中风邪，宜先以加减续命汤药证治之。

若中风无汗恶寒，麻黄续命汤主之——于本方中加麻黄、防风、杏仁一倍，宜针太阳经至阴出血、昆仑举跷。

中风有汗恶风，桂枝续命汤主之——于本方中加桂枝、芍药、杏仁一倍，宜针风府。已上二证，皆太阳经中风也。

中风无汗，身热不恶寒，白虎续命汤主之——于本方中加石膏（二两），知母（二两），甘草（一两），中风有汗。

身热不恶风，葛根续命汤主之——于本方中加葛根（二两），桂枝黄芩各一倍，宜针陷谷、刺厉兑，针陷谷者，去阳明之贼邪，刺厉兑者，泻阳明之实热。以上二证，皆阳明经中风也。

中风无汗身凉，附子续命汤主之——于本方中加附子一倍，干姜加（二两），甘草加（三两）。宜针隐白，去太阴之贼邪，此一证，太阴经中风也。

中风有汗无热。桂枝附子续命汤主之。于本方中加桂枝、附子、甘草一倍，宜针太溪，此一证，少阴经中风也。

……

上古之续命，混淆无别，今立分经治疗，又分各经针刺，无不愈也。治法厥阴之井大敦，刺以通其经；少阳之经绝骨，灸以引其热，此通经引热，是针灸同象，治法之大体也。

——《卫生宝鉴》卷七《名方类集·中风门》

该卷引述张元素《洁古家珍》的内容，认为中风发病多由暴中风邪而致，其"风"以外风为主，而罗天益又认为"凡治中风，不审六经之形证加减，虽治与不治无异也"，其对中风的诊断以症状为依据，根据六经辨证将中风分为太阳经中风、阳明经中风、太阴经中风、少阴经中风并分经论治。罗氏擅以针（灸）法与方药并用治疗中风，其中方药以续命汤为基础进行加减，如太阳中风以麻黄续命汤治之，可视作麻黄汤与续命汤之结合，而麻黄汤乃太阳病之主方，其他分型亦然，故而可见中风的方药分经论治乃是基于伤寒六经理论。而针刺选穴亦是基于六经辨证，如太阳经中风者，针至阴、昆仑，此二穴皆为足太阳膀胱经腧穴，分别为足太阳所出之井穴、足太阳所注之经穴，而风府为督脉腧穴，通于脑，可祛风止汗；又"针陷谷者，去阳明之贼邪""刺厉兑者，泻阳明之实热"，陷谷厉兑皆为足阳明胃经腧穴，分别为足阳明所注之输穴、所出之井穴；又"针隐白，去太阴之贼邪"，隐白为足太阴脾经腧穴，足太阴所出之井穴等，而针刺穴位的选择实为罗氏"六经之经等同于经脉之经"的认识，可见当时存在对六经之"经"内涵与经脉之"经"内涵认识杂糅的情况。

3.基于经络理论
（1）《卫生宝鉴》治中风

太尉忠武史公年六十八岁，于至元戊辰十月初，侍国师于圣安寺丈室中，煤炭火一炉在左侧边，遂觉面热，左颊微有汗，师及左右诸人皆出。因左颊疏缓，被风寒客之，右颊急，口㖞于右。脉得浮紧，按之洪缓。予举医学提举忽君吉甫专科针灸，先于左颊上灸地仓穴一七壮，次灸颊车穴二七壮，后于右颊上热手熨之。议以升麻汤加防风、秦艽、白芷、桂枝、发散风寒，数服而愈。或曰：世医多以续命汤等药治之，今君用升麻汤加四味，其理安在。对曰：足阳明经起于鼻，交頞中，循鼻外，入上齿中。手阳明经亦贯于下齿中，况两颊皆属阳明。升麻汤乃阳明经药。香白芷又行手阳明之经。秦艽治口噤。防风散风邪。桂枝实表而固荣卫，使邪不能再伤。此其理也。夫病有标本经络之别，药有气味厚薄之殊。察病之源，用药之宜，其效如桴鼓之应。不明经络所过，不知药性所在，徒执一方，不惟无益，而又害之者多矣。学者宜精思之。

——《卫生宝鉴》卷八《中风灸法·风中血脉治验》

此篇为中风之风中血脉的病案。此处的中风不同于《卫生宝鉴》卷七中基于六经辨证对中风的认识，而属狭义中风，即西医学广泛认识的"脑卒中"，据其症状，可判断此因风寒客于阳明经而致，治疗以灸法与方药并用，地仓、颊车皆为足阳明胃经腧穴，且此二穴皆位于头面部，故灸此二穴可治口㖞之症；同时升麻汤亦为阳明经药，白芷又可行手阳明之经，故此二法治疗皆是基于经络理论。而防风散可祛散风邪，此为针对病因而施。通过此病案可发现，穴位与方药虽形式不同，但在某些情况下，二者可呈现相似的治疗性质，如中药亦可作用于经络而发挥功效。

（2）《外科理例》①论疮疡

> 河间谓灸刺疮疡，须分经络部分，气血多少，俞穴远近。……
> 一说：痈疽初发，必先当头灸之，以开其户。次看所发分野属何经脉，即内用所属经脉之药，引经以发其表，外用所属经脉之俞穴，针灸以泄其邪，内外交治，邪无容矣。

——《外科理例》卷一《论灸刺分经络五十》

明代医家汪机受金元四大家的学术思想影响颇深，其所撰《外科理例》一书中总结了前世诸医家的理论与临床经验，对于痈疽疮疡类病症，常以内外合治，而灸法是最为常用的外治法。对于痈疽的辨证，他沿袭刘完素"灸刺疮疡，须分经络部分"的经络辨证思维并以此为据施行治疗。对于其治疗，则需要分阶段，根据症状的变化与发展明确辨其所属经络而施以相应的治法，即"痈疽初发，必先当头灸之，以开其户。"这是基于灸法的性质，痈疽初发之时宜宣通气血，使邪有出路，故宜用灸法以宣散；待痈疽已发之时，则需根据痈

---

① （明）汪机. 外科理例［M］. 北京：中国中医药出版社，2010.

疽所发部位判断其所属经络，并据此分别以相应引经药与腧穴，以药发其表，以针灸法泄邪，此二者相互配合，相须为用，内外合治。也就是说，基于经络辨证，不论是方药还是针灸，其作用部位均是经络。

4.基于其他理论

古籍中记载的某些疾病，其针药治疗并不基于上述中医理论与辨证方法指导，以外科皮肤病症较为多见。

疠疡砭刺之法，子和张先生谓一汗抵千针。盖以砭血不如发汗之周遍也，然发汗即出。血毒蕴结于脏，非荡涤其内则不能瘥。若毒在外者，非砭刺遍身患处，及两臂腿腕两手足指缝各出血，其毒必不能散。若表里俱受毒者，非外砭内泄其毒，决不能退。若上体患多，宜用醉仙散，取其内蓄恶血于齿缝中出，及刺手指缝并臂腕，以去肌表毒血；下体患多，宜用再造散，令恶血陈虫于谷道中出，仍针足指缝并腿腕，隔一二日更刺之，以血赤为度。

——《疠疡机要》[1]

凡治丹毒，俱宜先服防风升麻汤，以解毒发表。次用磁锋针去其血，则毒随血散。至神至捷，百发百中。

——《幼幼集成》[2]

以上二例，皆为针药并用治疗外科皮肤病症的论述。《疠疡机要》对于疠疡类病症治疗方法进行了概括总结。不同于张从正所谓"一汗抵千针"的认知，薛己认为对于此类病症，明确病位乃治疗之关键。而其对于病位的判断，包括表里、上下两个维度。就表里而言，毒在里者宜以方药涤之，毒在表者宜以砭刺散之，表里俱毒则二者合而治之；就上下而言，若以针药并用治之，则宜以方药泻其里毒，以砭刺泻其外毒，而砭刺部位则因疠疡所发部位而异，即"疡在上者，砭刺其手指缝及臂腕；疡在下者，砭刺其足指缝并腿腕"，这在一定程度上也体现了针刺治疗的近部取穴原则。《幼幼集成》治疗小儿丹毒同样基于"泻毒"理论，以防风升麻汤泻毒发表，磁针刺局部出血以泻里毒，实际上，针与药同样基于统一理论指导。

---

① （明）薛己. 薛立斋医学全书［M］. 北京：中国中医药出版社，1999.
② （清）陈复正. 幼幼集成［M］. 北京：人民卫生出版社，1988.

（二）针与药各依其法

除上述针药基于同一理论指导的情况，古代医家在治疗部分疾病时，虽亦体现了针药并用的思路，但针（灸）与方药各依其法，各行其道，共奏其功。

1.《卫生宝鉴》治中风之中脏腑

安抚初病时，右肩臂膊痛无主持，不能举动，多汗出，肌肉瘦，不能正卧，卧则痛甚。经曰：汗出偏沮，使人偏枯。予思《内经》云：虚与实邻，决而通之。又云：留瘦不移，节而刺之，使经络通和，血气乃复。又言陷下者灸之。为阳气下陷入阴中，肩膊时痛，不能运动，以火导之，火引而上。补之温之。以上证皆宜灸刺，谓此先刺十二经之井穴。于四月十二日右肩臂上肩井穴内，先针后灸二七壮。及至疮发，于枯瘦处渐添肌肉，汗出少，肩臂微有力；至五月初八日，再灸肩井。次于尺泽穴各灸二十八壮，引气下行。与正气相接，次日臂膊又添气力，自能摇动矣。时值仲夏，暑热渐盛，以清肺饮子补肺气、养脾胃、定心气。

——《卫生宝鉴》卷八《中风灸法·风中腑兼中脏治验》

真定府临济寺赵僧判，于至元庚辰八月间患中风，半身不遂，精神昏愦，面红颊赤，耳聋鼻塞，语言不出，诊其两手六脉弦数。尝记洁古有云：中脏者多滞九窍，中腑者多着四肢。今语言不出，耳聋鼻塞，精神昏愦，是中脏也；半身不遂，是中腑也。此脏腑俱受病邪，先以三化汤一两，内疏三两行，散其壅滞，使清气上升，充实四肢。次与至宝丹，加龙骨、南星，安心定志养神治之，使各脏之气上升，通利九窍。五日音声出，语言稍利，后随四时脉证加减，用药不匀，即稍能行步。日以绳络其病脚，如履阈或高处，得人扶之方可逾也。又刺十二经之井穴，以接经络。翌日不用绳络，能行步。几百日大势尽去，戒之慎言语，节饮食，一年方愈。

——《卫生宝鉴》卷八《中风灸法·风中脏治验》

对于狭义中风之"风中腑"与"风中脏"者的治疗，针刺之理与方药之理并不统一。风中脏腑者，其发病因阴阳失调、气血逆乱，故表现为半身不遂、精神昏愦等，故治疗当协调阴阳、调和气血。据此，罗天益提出针刺十二井穴的接经之法①，即通过针刺十二井穴，使十二正经全部接通，以使营卫气血得以正常运行，阴阳协调。此为罗天益沿袭张元素对于接经法的认识，以针刺井穴为核心，就根结理论而言，井穴为十二经脉之"根"，即十二经脉循行在四肢的汇合处，也是表里阴阳经交接之处，故针刺井穴有协调阴阳的作用，同时又可通过四肢末端与头面胸腹部的关联治疗中脏、中腑之证。而方药的选择另有其据，如《中腑兼中脏篇》所云"时值仲夏，暑热渐盛，以清肺饮子补肺气、养脾胃、定心气"。乃因仲夏时节暑热邪气伤上焦气分，故以清肺饮子清肺疏风，此为在治疗中风本病的同时固护正气，以防正气不固难以御邪。又如《风中脏》篇云"先以三化汤一两，内疏三两行，散其壅滞，使清气上升，充实四肢。次与至宝丹，加龙骨、南星，安心定志养神治之，使各脏之气上升，通利九窍"。三化汤有降泻痰浊，通经导滞之功，可通利气机，使清气上行；至宝丹则为治疗中风之要方，加龙骨、南星，可开窍醒神，化痰开郁。

可见，针灸之法乃基于腧穴的性质及根结理论作出，其目的是调整经气，使阴阳协调，经络通和；而方药的选择则为基于疾病的病因而施，是脏腑理论指导下的结果，二者各依其理，但又相互配合。

2.《针灸大成》论小儿惊风

急惊风属肝木风邪有余之症，治宜清凉苦寒、泻气化痰。……盖热甚则生痰，痰盛则生风，偶因惊而发耳。内服镇惊清痰之剂，外用掐揉按穴之法，无有不愈之理。

至于慢惊，属脾土中气不足之症，治宜中和，用甘温补中之剂。……盖脾虚则生风，风盛则筋急，俗名天吊风者，即此候也。宜补中为主，仍以掐揉按穴之法，细心运用，可保十全矣。又有吐泻未成慢惊者，急用健脾养胃之剂，外以手法按掐对症经穴，脉络调和，庶不致变慢惊风也。如有他症，穴法详开于后，临期选择焉。

——《针灸大成》卷十《保婴神术（《按摩经》）》

小儿惊风者，有急、慢之分，二者病机不同，治疗也各有侧重。急惊风常

---

① 　高华伟，卢岩，李志宏.三议大接经针灸技术［J］.光明中医，2022，37（06）：1100-1103.

因受惊而发，由外感风热，引动肝风所致，故方药治疗常针对其病因、病机，以镇惊清痰之剂治之，而外治法则因施用于小儿，故以按揉法取代针刺法以对症施治，二者各依其法。慢性风相比之下则病势较缓，病情更复杂，多因大病久病后，气血亏虚，阴阳两伤，或由急惊风转化而成，故预后较急惊风更差，治疗则需以补中为主，针对病机施以方药，同时要考虑其病因，如若急惊风吐泻而尚未成慢惊风，治疗时需秉持"急则治其标"的原则，先予以健脾养胃之方药，以防止其发展为慢惊风；而外治法同急惊风一致，以按揉穴位法对症施治，并按揉穴位以镇惊。对于此病，方药的选择是在脏腑理论的指导下针对病因、病机而施，而外治法（穴位按揉法）则是在经络理论指导下依症状选穴，即所谓的"对症经穴"。

3.《丹溪心法》①论疝痛

疝痛，湿热痰积流下作病，大概因寒郁而作，即是痰饮食积并死血。专主肝经，与相干，大不宜下。痛甚者不宜参、术。癫，湿多。疝气宜灸大敦穴，在足大指爪甲后一韭叶毛间，是穴。食积与死血成痛者，栀子、桃仁、山楂、枳子（一作枳实）、吴茱萸，并炒生姜汁顺流水煎汤调服。一方加茴香、附子。却有水气而肿痛者，又有挟虚者，当用参、芪为君，佐以疏导之药，其脉沉紧豁大者是。按之不定者属虚，必用桂枝、山栀炒、乌头细切炒，上为末，姜汁糊丸，每服三四十九，姜汤下，大能劫痛。

......

予尝治一人，病后饮水，患左丸痛甚。灸大敦穴，适有摩腰膏，内用乌、附、丁香、麝香，将与摩其囊上横骨端，火温帛覆之，痛即止。一宿，肿亦消。

——《丹溪心法》卷四《疝痛七十四（附木肾、肾囊湿疮）》

疝痛其病，乃因寒湿郁于下焦所致。从经脉理论而言，疝痛发病多与足厥阴肝经有关，故治疗时灸大敦穴，大敦属足厥阴肝经腧穴，为足厥阴所出之井穴，灸大敦穴可疏调肝经之气，此为经络理论指导下的治法。方药的选择则是针对寒郁之病机，如伴随他证者，则随之加以相应药，如有肿痛挟虚者，则用参、芪补之，并佐以疏导之药，此乃在针对主要病机施治的前提下同时治其次

---

① （元）朱震亨. 丹溪心法 [M]. 北京：人民军医出版社，2007.

要病机，方药的选择乃是基于脏腑理论。上述病案中治疗疝痛应用外治法，为灸法与膏药摩法并用，虽二者均为外治法，但思路仍有所异，灸大敦穴乃基于经络理论，而膏药摩法所用药物大多有除寒湿，止痹痛之功，于局部贴敷摩腰膏并以火温覆之，一方面取其温热之性而散寒，另一方面可发挥药物的功效，与灸法合用，二者相互配合，散寒止痛效果更佳。

四、对古代针药并用的再思考

1.古代针药并用的丰富内涵

从古代医家针药并用的实践来看，其内涵较为丰富，并不限于针灸与药物，实际上，所谓"针"仅是代称，内涵包括针法、灸法、砭刺出血法、穴位推拿法、膏药摩法等。因此，针药并用本质上是内外合治之法的具体形式。而针药并用也并非针与药的机械结合，而是在中医理论指导下明确诊断、辨证后，或针对病因、病机施治，或针对症状施治，当针则针，当灸则灸，当药则药。这其中最为根本、关键的环节是对于疾病如何辨识，从哪个角度去认识，依据哪种理论去辨证，这才是决定针药以何种形式并用的基础与前提。从这一点来看，对古代针药并用的考察，不仅要总结归纳其并用的形式方法，还需要从辨治的角度，挖掘其所以然。

2.古代针药并用的辨证方法

通过对古代针药并用治疗各类病症有关文献的梳理分析，可发现古代针药并用大多基于统一理论指导，其中以脏腑理论最为多见，狭义的脏腑辨证仅代表了疾病的病位在脏腑，而临床诊治时，病因、病机、病位、病性等多维度分析方能做出最准确的诊断，并据此进行治疗，因此广义的脏腑辨证实际上为狭义的脏腑辨证与病性辨证的结合。值得一提的是，脏腑理论指导针灸选穴时，不可避免地存在脏腑与经脉名称相互勾连的情况，所以在某些情况下，脏腑理论与经络理论常相互杂糅。同样地，在伤寒六经理论指导针药并用时，不可避免地将伤寒之六经与十二经脉之六经相互杂糅，这与其说是古代医家对经脉内涵认识不明确，毋宁说是古代医家对经脉理论运用的扩展。除此之外，针药并用在基于统一理论指导时，经络理论、泻毒理论等也较为常见。而在针灸与药各据其理的情况下，大多为方药基于脏腑理论指导而针灸基于经络理论指导。

一般而言，对于内脏病症、发病时有明确病因或病理产物者（如上文所说痼证、痰在经络之证等），脏腑辨证最为常用，值得一提的是，上文所论《针灸大成》治痰在经络之证，虽其病位在经络，但选穴乃依据脏腑理论，故仍属脏腑辨证的范畴。对于外科皮肤病症，则多用经络辨证，因外科皮肤病常以局部皮肤病变为特征性症状，而皮肤病变的发病部位又常与经脉循行关联密切，因此对于此类病症的诊治，经络辨证最为常用。而中风一病，最为复杂，从病名到病因、病机，历代医家皆有论述，先已将古代医籍中的"中风"概念分而论之，一为广义中风，即一切风邪中于人所生的病症皆可归于此范畴；二为狭义中风，即西医学所谓"脑卒中"，即脑血管病变，二者的诊治各有所依。对于广义中风，古代医家的辨证方法多样，若从病位为据，将其分为"五脏风"，则是基于脏腑辨证；若以伤寒六经论之，则是基于六经辨证。而对狭义中风的认识较为明确，已形成了较为规范的辨证模式，"中血脉"者，常以经络辨证；"中脏腑"者，则多以脏腑辨证或脏腑、经络辨证结合。基于以上病案的总结分析可以发现，凡涉及肢体、躯干、头面部等形体活动不利、功能障碍等病症者及外科皮肤病症者，往往运用经络辨证或以经络辨证与其他辨证法结合；而对于内科病症，脏腑辨证最为常用；对于外感病，六经辨证亦常运用。

3.古代针药并用的时机

关于针药并用的时机，不可忽视疾病本身的病情发展与变化，这需要对疾病的病因、病机等有整体性把握，并且根据病情特点进行灵活辨证与治疗，不应局限于某一辨证方法与治疗手段。尤其对于病机较为复杂的病症及危重病症，在辨证时首先要据其症状的缓急，遵循"急则治其标，缓则治其本"的原则，一般而言，针（灸）法擅救急，如遇中风、癫狂痫发作期等急重病症，往往先以针（灸）之法治其急症，待症状平稳后，再予以方药以治其本；另外，临床病患的情况往往较为复杂，尤其长期受某一因素影响（如久居湿地、长期积怒、大量饮酒等）的病患，发病虽常以某一病症为主，但往往伴随他证，此时辨证时应明确主证与兼证，二者不可一概而论，至于何时用针、何时用药，则基于对主证与兼证特点的判断，临床治疗则应以主证为先，兼证次之；至于长期患病者，合理选用针药的时机更是对疗效至关重要，一般而言，在治疗初期往往采用单纯方药治疗，而若久治不效，针药并用便尤为重要，而针刺治疗作为一种体表刺激疗法常不被某些病患接受，对于恐针者，可以穴位推拿法或灸法替代，其效虽不如针，但亦可见效。

因此，在临床实践时，要时刻关注患者症状变化，症状是病机的外在表现，从而据此调整治疗方案。

4.古代针药并用对当下临床实践的启示

临床之中，有很大一部分疾病或患者的主诉、表现是复杂的，这就决定了在大多数情况下都不能仅由某一理论指导诊治，而往往是在多种辨证理论结合下进行。针灸理论也不是脱离于脏腑理论独立存在的，针灸临床不应忽视中医理论的指导（无论是否针药并用）。针灸固然有相对独立的理论体系，但不应绝对化、片面化，针灸特色辨证方法不能淡化，甚至替代中医理论整体指导。从针灸自身理论而言，包括经络、腧穴、刺灸、诊治等几大范畴，甚至有关人体身形的一些认识也包括其中，但对于一门临床学科而言，如何认识疾病是至关重要的，而恰恰是此点在针灸理论内容之中是较为缺乏的，这也决定了针灸医家不得不"借用"中医对于疾病的丰富认识。其实，与其说是"借用"，实际上是因为针灸本身植根于此的自然而然地运用。

鉴古知今，古代针药并用研究对于临床更深层的启示在于，如何更全面地认识针灸理论、针灸学科。因此，在临床构建合理的针药并用体系乃理论建设的关键环节，只有通晓大中医理论与针灸理论并找到两者间的契合点，方能使二者发挥最大功效，如明代医家汪机在《针灸问对》[①]中云："奈何世之专针科者，既不识脉，又不察形，但问何病，便针何穴，以致误针成痼疾者有矣。间有获效，亦偶中耳，因而夸其针之神妙，宁不为识者笑耶？"

---

① （明）汪机. 针灸问对［M］. 上海：上海科学技术出版社，1959.

第五章

外来之疾：浑泻无补

◦ 导 语 ◦

《丹溪心法》之"针法浑是泻而无补"，作为一个学术论断，因原文只此一语，并无相关详细论述，古今医家为之争辩者，不在少数。争议的焦点，其实主要在于对"补泻"及其所对应的"虚实""有余不足"的理解差异。古代医家对于"补泻""虚实"概念的产生与运用，呈现丰富的内涵与维度，若要达到深入、恰当的理解，自然不应局限于针灸一隅，而应投向更为广阔的视域。

对于疾病或人体而言，"虚实""有余不足"的内涵，既可指脉象（如《内经》中的人迎寸口脉诊），也可针对具体病症，但这些均非"针法浑是泻而无补"所依据的背景。金元时期医家李东垣开创脾胃学说，以"内伤"立论，从病邪来源的角度论"有余不足"，即内伤之病为不足，外来之疾为有余，不足当补，有余当泻。且《内经》中早有"针石治其外"之说，因此，在以这种"外来之疾为有余"疾病认识为主的多重因素作用下，才有"针法浑是泻而无补"。显然，如果纠缠于临床实践中针刺可广泛用于虚实病症的情形而作强解，只能众说纷纭，莫衷一是，因为理解这个问题的层面和解决这个问题的关键，不在于临床实践，它本身的提出也不是主要源于临床治疗经验的积累。

无论是古代针灸的概念术语，抑或一些理论表述或学术论断，自有其产生的背景，而且很多时候或很大程度上，这个背景是复杂而宽广的，且未必完全源自临床实践。因此，对其理解与认识，需要努力还原到这个背景之中去辨析，才能避免无谓的偏见与纷争。

"针法浑是泻而无补"新识：基于视域与立场的分析

　　"针法浑是泻而无补"出自《丹溪心法·拾遗杂论九十九》卷五①，"针法浑是泻而无补，妙在押死其血气则不痛，故下针随处皆可"，从字面意思来看，此语与古籍中所载的大量针刺补泻理论内容颇为抵牾，因而导致后世医家对其理解较为困惑。此语虽然对针灸学术发展及临床运用未有重大影响，但涉及对针刺疗法性质的判断，因而有必要在梳理前人认识的基础上，从不同角度重新思考。

一、前人有关认识

　　有不少古代医家都注意到"针法浑是泻而无补"之语，其中以明代医家虞抟、汪机的认识最有代表性，均认同此说，对其他医家有一定影响。

　　虞抟认为"其针刺虽有补泻之法，予恐但有泻而无补焉"②15，其依据为引述的两段《内经》原文，即《素问·刺禁论》之"无刺大劳人，无刺大饥人"③87，以及《灵枢·根结》之"形气不足，病气不足，此阴阳皆不足也，不可刺；刺之，重竭其气，老者绝灭，壮者不复矣"④18。可见，虞氏主要基于《内经》有关针刺禁忌证的论述而认为体虚之人不能施用针刺，并由此反推针法"有泻无补"。

　　汪机所著《针灸问对》⑤3-4, 89-90专门从五个方面论证此语。其一，从针具来看，针刺不像药物有其偏性，不能温气、补味。且《内经》中对于气血阴阳不足的情况，不用针法，而以药物治疗，亦可为证。其二，从刺激性质来看，针

---

①　（元）朱震亨. 丹溪心法［M］. 鲁兆麟，点校. 沈阳：辽宁科学技术出版社，1997.

②　（明）虞抟. 医学正传［M］. 北京：人民卫生出版社，1981.

③　（汉）内经［M］. 北京：科学技术文献出版社，1999.

④　（汉）灵枢经［M］. 北京：人民卫生出版社，2000.

⑤　（明）汪机. 针灸问对［M］. 南京：江苏科学技术出版社，1985.

刺"破皮损肉"，有损于气，故不能为补。其三，对《素问·八正神明论》方员补泻之"补必用员"的理解，受王冰注文的影响，将补法混同于"宣不行之气、移未复之脉"，认为其实质上就是泻。其四，依据《内经》所载九针所治"多系外邪薄凑为病""用针施泻，深中病情"，证明针刺"无非泻法"，并非补法。其五，引张从正"祛邪实所以扶正"之说，调和"针法浑是泻而无补"与经文补泻针法在表述上的差异，认为针法并非能"生长血气"。

明代医家张介宾(《类经·针刺类·五十六》卷二十二[①516])也认为《内经》针刺"大抵皆治实证"，指出针刺补泻的实质是"补阴可以配阳，或固此可以攻彼，不过欲合其阴阳，调其血气，无使偏旺"，对于"营卫之亏损，形容之羸瘦，一切精虚气竭等证"，针刺会"反伤真元"。不难看出，张氏认识的几个层面均在汪氏论述中有所反映。

值得注意的是，虞抟和汪机均私淑丹溪，推崇其学术思想。如《医学正传·自序》："愚承祖父之家学，私淑丹溪之遗风。"[②3]由此，便不难理解虞氏、汪氏为何专门对"针法浑是泻而无补"作理论辩护。这两位医家的认识在后世医著中均有所影响，如《医学入门》《东医宝鉴》引虞氏之说，《古今医统大全》《针灸大成》引汪氏之说。

清代医家叶霖(《难经正义·七十二难》[③123])受汪机影响，认为"针法言补，不可深泥也，丹溪亦常论之"，明确指出针法之补有别于人参熟地的补益之功，不能生长血气，应从祛邪所以扶正的角度来理解，并举仲景大黄䗪虫丸治虚劳为例，多用攻药，则能去瘀血而新血自生。

现代研究中专门辨析此说者较少，吴氏[④]认为，从文献学的角度而言，此说并非丹溪自己的观点，可能系后人补入；从医理的角度来看，虞抟、汪机的认识理由尚不充足，难以令人信服。姚氏[⑤]认为"针法浑是泻而无补"有一定的合理性，理论源于《内经》"阴阳形气俱不足，勿取以针，而调以甘药"，针法补泻不同于药疗、食补，其作用在于调气，促使机体阴阳平衡。高氏[⑥]通过

① (明)张介宾. 类经[M]. 北京：人民卫生出版社，1957.

② (明)虞抟. 医学正传[M]. 北京：人民卫生出版社，1981.

③ (清)叶霖. 吴考槃点校. 难经正义[M]. 上海：上海科学技术版社，1981.

④ 吴继东. "针法浑是泻而无补"考议[J]. 上海针灸杂志，1985（4）：28-29.

⑤ 姚玉芳. 汪机"针法浑是泻而无补"理论探析[J]. 安徽中医学院学报，2011，30（5）：16.

⑥ 高希言. 论针刺补泻的相对特异性[J]. 中国针灸，2002，22（9）：609.

对相关原文的辨析，认为针刺有泻无补论是对经文的误解，针刺不仅有破气行滞的作用，也有补气养血的作用，举《针灸大成》取诸穴治疗"诸虚百损，五劳七伤，失精劳症"为例，证明针刺治疗并非只适用于实证，针刺作用亦并非只有泻实一端。

总体而言，现代研究者大多依据古代针刺补泻的文献记载并结合临床实践来反驳"针法浑是泻而无补"。亦有研究者折衷地认为此说有一定的合理性，并由此引申出针刺补虚的作用是有一定的限度，影响因素不仅仅是针刺手法，还与机体的功能状态、正气强弱、腧穴的特性等密切相关[①]。

二、以往认识中存在的问题

前人的有关认识，无论是认同，还是反对，均是从大的针刺补泻甚至是针刺疗法的背景，或是补泻思想的背景，寻找相关支撑依据。但需要进一步思考的是，朱丹溪或者说是《丹溪心法》的编者难道不具备这种基本知识背景吗？显然，《内经》《难经》中所载各种有关针刺补泻之说，作者不会熟视无睹。因此，既然"针法浑是泻而无补"被提出，自应有其认识的视角、阐述的立场。对于当下而言，更需要做的是，追问作者是基于何种视角、站在哪个立场，以便更充分地、历史性地理解"针法浑是泻而无补"，而不是局限、纠结于针刺补泻作用的判别。

三、"针法浑是泻而无补"的原文语境

《丹溪心法·拾遗杂论九十九》卷五："针法浑是泻而无补，妙在押死其血气则不痛，故下针随处皆可。"以往认识多着眼于"针法浑是泻而无补"，而忽略原文后半句。据原文来看，前半句讲针法为泻，后半句则讲下针如何不痛。前后半句之间貌似关联不明显，但应当是有一定内在联系的，否则作者不会将之放在一句中论述，后文对此有进一步论述。类似后半句的表述形式，在金元时期针灸专著《针经指南》《子午流注针经》中亦可见。

---

① 王樟连. 对杨继洲"针刺有泻无补"的讨论［J］. 浙江中医学院学报，1984，8（3）：20.

《针经指南·针经标幽赋》：原夫补泻之法，非呼吸而在手指……左手重而多按，欲令气散，右手轻而徐入，不痛之因。[①]370

《针经指南·真言补泻手法》：凡欲下针，必先用大指甲左右于穴切之，令气血宣散，然后下针，是不伤荣卫也。[①]380

《太平圣惠方·足三阳三阴穴流注者》卷九十九：刺营无伤于卫，刺卫无伤于营。然针阳者，卧针而刺之；刺阴者，先以左手捻按所针营俞之处，候气散乃纳针。是谓刺营无伤于卫，刺卫无伤于营也。[②]3170

《子午流注针经·流注指微针赋》：凡刺之者，先以左手捻按所刺之穴，候指下气散，方可下针。[③]13

不难看出，左手按压以宣散局部气血是下针不痛之因，而这个操作原本是《太平圣惠方》中针对刺阴（营）者的，目的是符合《难经》所谓"刺荣无伤卫"，但到后世医家已泛化为一般性的下针前的操作。"按压（押）、血气、不痛、下针"，这四个要素均见于《丹溪心法》中，只是后者对不痛的理论解释是阻断局部血气运行（即"押死其血气"），而非促使局部血气消散。

"拾遗杂论"的篇名即表明该篇内容主要是搜罗汇集而来的有关论述，缺乏严密的体系结构和内在逻辑。上述《针经指南·针经标幽赋》的内容虽为节选，但从其顺序可看出，先论针刺补泻，后论按压气散而下针不痛，《丹溪心法·拾遗杂论》的论述结构似正与之对应。但仅凭此点还很难推断"针法浑是泻而无补"的渊源，需要从更大的范围去考察。

四、"针法浑是泻而无补"的原书语境

据明程充所作《丹溪先生心法序》，该书非朱丹溪亲自编纂，乃据其门人所传而集成，有川、陕两种版本，后又参朱氏家藏本而成。该书在流传过程中不排除掺入丹溪门人认识的可能，即便如此，仍然反映了丹溪的学术思想。全书涉及针灸治疗十余处，病症包括中风、痢疾、泄泻、咳嗽、脚气、

---

① （元）窦汉卿. 针经指南［M］//黄龙祥. 针灸名著集成. 北京：华夏出版社，1997.
② 太平圣惠方［M］. 北京：人民卫生出版社，1958
③ （金）阎明广. 子午流注针经［M］. 上海：上海中医学院出版社，1986.

疝痛、漏疮、癫狂、腰痛、疔疮、解毒等，除腰痛针刺人中穴、狂言鬼语针刺大拇指甲外，其余皆用灸法，且病症有虚有实。可见，此书灸法治疗运用较多，这也与《拾遗杂论》篇中"针法浑是泻而无补"一句后"灸法有补火泻火"之论述一致。考察朱丹溪其他医著，也是灸法运用较多，针刺相对较少，且多为针刺放血泻其邪气，这也与"针法浑是泻而无补"的表述基本对应。

五、"某某无补"表述方式的医学背景

与"针法浑是泻而无补"的表述方式相类似，在《丹溪心法》成书年代前后，中医古籍中也有其他一些类似的学术表述，如："脚气无补法""发背无补法"（《医说》）、"肝无补法"（《脏腑标本寒热虚实用药式》）、"气无补法"（《格致余论》）、"留饮无补法""肝为相火，有泻无补"（《玉机微义》）、"儿形无补"（《婴童百问》）等。这种表述形式一般是针对具体病症、人（体质）或具体部位而言，或是根据病症的病理特性，或是作为当时医界流俗之见而被批判。与针灸有关的这种表述，相对内容较少，具体如下。

《扁鹊神应针灸玉龙经》：人中，即水沟穴……少泻无补法。[1]426

《窦太师秘传》：丘墟二……有泻无补。[2]

《针灸神书》[3]73-74《针灸集书》[4]567：伤寒暑湿疼痛外来之疾，有泻而无补。

可见，"某某无补法"的表述形式在当时医界较为普遍，或许这也为"针法浑是泻而无补"提供了医学知识背景。而从上述有关针灸文献的记载情况来看，"泻而无补"主要出现于两种情况：一个是对个别腧穴的要求，另一个则是关涉外来之疾病。

①　（元）王国瑞. 扁鹊神应针灸玉龙经［M］//黄龙祥. 针灸名著集成. 北京：华夏出版社，1997.

②　《窦太师秘传》，作者佚名，见于《针灸集成》（清抄本），现为中国中医科学院馆藏。

③　（宋）琼瑶真人. 针灸神书［M］. 陆寿康，点校. 北京：中医古籍出版社，1999.

④　（明）杨珣. 针灸集书［M］//黄龙祥. 针灸名著集成. 北京：华夏出版社，1997.

六、"针法浑是泻而无补"的学术渊源分析

《丹溪心法》中有关针刺治疗具体病症的原文仅2条，其一为"卒狂言鬼语，针大拇指甲下"，其二为"腰曲不能伸者针人中"（凡两见）。这两个病症从临床实际来看，一般也非虚证，基本不用补法。前者最早可见于《肘后备急方·治卒发癫狂病方第十七》，后者则无明显来源。详考人中穴主治与腰部的关联，据目前所掌握的文献资料，最早可追溯至元代罗天益所著《卫生宝鉴》所载金元针灸大家窦汉卿之《流注指要赋》，"人中除脊膂之强痛"[①]334。元代王国瑞所著《扁鹊神应针灸玉龙经·一百二十穴玉龙歌》亦载"脊膂强痛泻人中"，其注曰"人中……少泻无补法"。另，反映窦太师学术的《窦太师秘传》亦载人中穴主治"脊背强痛、一切腰痛""气滞腰痛，不可俯仰，或刭气腰痛，一切暴痛：刺人中泻之，委中出血，承浆泻之，立瘥……腰背反折，痛连背，或风劳气痛：泻人中、肩井、曲池、委中，宜弹针出血。"将多部医著中有关认识与《丹溪心法》记载进行对比，见表8。

表8　不同医著有关学术认识对比

医著	《卫生宝鉴》	《扁鹊神应针灸玉龙经》	《针经指南》	《窦太师秘传》	《丹溪心法》
病症	脊膂之强痛	脊膂强痛、挫闪腰疼	/	一切腰痛、不可俯仰	腰曲不能屈伸
腧穴	人中	人中	/	人中	人中
补泻法及取穴法	/	泻法、少泻无补		泻	浑是泻而无补
	/	原夫补泻之法，非呼吸而在手指……左手重而多按，欲令气散，右手轻而徐入，不痛之因	原夫补泻之法，非呼吸而在手指……左手重而多按，欲令气散，右手轻而徐入，不痛之因	/	押死其血气则不痛

---

① （元）罗天益. 卫生宝鉴［M］. 北京：人民卫生出版社，1987.

据此可见，针刺人中穴用泻法治疗腰痛、按压（针刺）局部是下针不痛的主要原因是上述诸部医籍中的普遍认识，且这两点在《丹溪心法》中均有体现。那么，这几部医著中的认识是否有内在关联性？

最早记载人中穴主治脊膂强痛的《卫生宝鉴》作者系元代医家罗天益，《卫生宝鉴》记载其多次向窦太师学习、请教的情形，"癸丑岁初，予随朝承应，冬屯于瓜忽都地面，学针于窦子声先生，因询穴腧"[①13]，"癸丑岁，与窦子声先生随驾在瓜忽都田地里住冬，与先生讲论，因视见《流注指要赋》及《补泻法》，用之多效，今录于此，使先生之道不泯云云。"[①333]窦氏《流注指要赋》也最早载于《卫生宝鉴》中。

《流注指要赋》经王国瑞适当改编进《扁鹊神应针灸玉龙经》，后者中也有注解窦太师《标幽赋》的内容。有学者考证[②426, 448]，王国瑞之父系元代医家王开，据《中国分省医籍考》引《兰溪县志》云："王开，……游大都窦太师汉卿之门二十余年，悉传其术以归"。可知，王氏父子及其医著与窦太师学术关联密切。另，朱丹溪为浙江义乌人，与兰溪相距不足百公里，与王氏父子在地缘上较为接近。

再从朱丹溪的学术渊源来看，其曾师从罗知悌，而罗氏又曾得名医刘完素门人荆山浮屠之传。刘氏学术主张从火热立论，用药多寒凉，用针多泻。如《素问玄机原病式》引《玄珠》言："刺太陵穴，此泻相火小心之原也。"[③100]《素问病机气宜保命集》："当灸刺绝骨，以泻邪气。"[④160]丹溪"阳常有余，阴常不足"的学术主张即是对刘完素观点的发展和深化。因此，丹溪之学从学理上而言，与刘完素有密切关联，分析"针法浑是泻而无补"不应忽略这个学术渊源。

概言之，与《丹溪心法》"针法浑是泻而无补"等有关记载的学术渊源可以图示意（图4）。

---

①　（元）罗天益. 卫生宝鉴［M］. 北京：人民卫生出版社，1987.

②　（元）王国瑞. 扁鹊神应针灸玉龙经［M］//黄龙祥. 针灸名著集成北京：华夏出版社，1997.

③　（金）刘完素. 素问玄机原病式［M］//刘乃光. 刘完素医学全书. 北京：中国中医药出版社，2006.

④　（金）刘完素. 素问病机气宜保命集［M］//刘乃光. 刘完素医学全书. 北京：中国中医药出版社，2006.

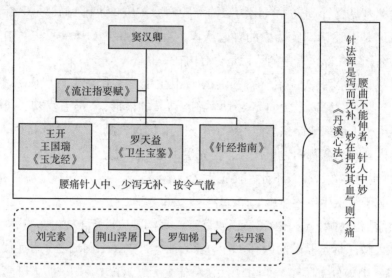

图4 《丹溪心法》"针法浑是泻而无补"有关学术渊源示意图

七、理解"针法浑是泻而无补"的立场

对于古代医家某一具体的学术论断或主张的理解，不能一概地基于某种固定的立场，需要回到其形成产生的立场之中。显然，对于"针法浑是泻而无补"，基于一般针灸理论知识体系中的针刺补泻，很难理解，争议颇大。

通过前文的细致梳理与分析，笔者认为可以这样理解：其一，受窦太师相关学术认识的影响，如腰痛刺人中穴用泻法、按压局部下针不痛；其二，受刘完素"用针多泻"思想的影响；其三，受金元时期医家对补泻认识的影响，如李东垣在《内外伤辨惑论》中提出"内伤脾胃，乃伤其气；外感风寒，乃伤其形。伤外为有余，有余者泻之，伤内为不足，不足者补之。"[①][11] "概其外伤风寒，六淫客邪，皆有余之病，当泻不当补；饮食失节，中气不足之病，当补不当泻。"[①][6] 可见，李氏基于饮食内伤的角度，将疾病大致分为伤外、伤内两种，伤内者属于中气不足，当治以补法；伤外者既然不属于中气不足，必然属于有余之病，因而当治以泻法。《琼瑶神书》"伤寒暑湿疼痛外来之疾，有泻而无

---

① （金）李东垣. 内外伤辨惑论［M］//盛维忠. 中医内科名著集成. 北京：华夏出版社，1997.

补"的认识与其一致。基于这种从内伤病机角度对疾病性质的划分以及所确定的相应的补泻涵义，已然不同于依据疾病症状体征等从阴阳、表里、寒热角度判定虚实，更有别于《内经》中依据人迎寸口脉诊的虚实而确定针刺补泻。至于针刺所治之病的性质，《素问·移精变气论》有"微针治其外"，《素问·汤液醪醴论》有"镵石针艾治其外"的论述。在这种早期认识的影响下，结合李氏的认识，则针灸所治病症大体上应归于伤外有余之病，当用泻法。此外，《针经指南·流注通玄指要赋》有"肾俞把腰疼而泻尽"[1]372的记载，窦太师亦主张对这种外来之疾针用泻法，尽管后世用肾俞穴多治疗虚证性的疼痛。显然，这里的"泻"针对的不是病症辨证意义上的虚实，更多地是针对病邪而言。

综合来看，理解"针法浑是泻而无补"的立场，从更大的范围来看，需要立足于金元时期医家对疾病有余不足的分类以及据此确立的补泻认识；从相对具体的层面来看，也应当注意到窦太师、刘完素有关学术认识（体现在有关医著中）的影响。正是在这种相对宏观、微观层面不同背景与认识的渗透、影响之下，朱丹溪（或者说是受丹溪影响的弟子们）提出"针法浑是泻而无补"的学术论断。有了这样的理解立场的转换，对这个论断的评价与认识便不会纠结于是否符合针刺补泻的涵义，也不会笼统地进行对错的判断。

八、与"用针之道，常泻其多"的辨析

"用针之道，常泻其多"[2]155，语出《素问·血气形志》王冰注文。篇中原文先论人之三阴三阳经脉血气之多少，认为这是"人之常数""天之常数"。关于人体三阴三阳血气多少，《灵枢·五音五味》《灵枢·九针论》亦有论述，但关于三阴血气多少相互之间略有差异。一般认为，多血多气者出血气，多血少气者出血恶气，多气少血者出气恶血。"出"即"泻"之义，"恶"之义与之相反，即体现了"泻有余"的原则。"用针之道，常泻其多"是针对特定原文语境而产生的认识，主要表达的是人体生理上的各经脉血气多少的情况对于针刺的影响，不能片面地理解为针刺只有"泻"的作用。

因此，尽管表述上都强调针刺泻的作用，但从本质上来看，"针法浑是泻而无补"与"用针之道，常泻其多"并不相同。且从对后世的影响来看，这两

---

① （元）窦汉卿. 针经指南［M］//黄龙祥. 针灸名著集成. 北京：华夏出版社，1997.
② 黄帝内经素问［M］.（唐）王冰，注. 北京：人民卫生出版社，1978.

者并不是讨论或关注的焦点，补虚泻实的观念才是针灸治则的核心。

九、结语

对于古代针灸理论中一些论断或命题的理解与认识，不能仅仅局限于针灸理论知识体系的范围，有时也需要从大中医的层面去考量、分析，需要更新视角，转换立场。另外，应当注意的是，"针法浑是泻而无补"并非出于针灸医籍。事实上，古代非针灸医籍中也载有不少有关针灸的内容，其中不乏一些重要概念、术语、论断等。因此，将"从针灸看针灸"与"从中医看针灸"结合起来，不仅能扩大研究视域，丰富研究内容，还有助于有关问题的理解、评价，涉及很多的学术内容，在针灸理论研究中需要重视。

第六章

形用离合：针治阳痿

◎ 导 语 ◎

疾病针灸治疗思路的选择，影响因素较多，一方面，不仅仅局限于针灸领域，另一方面，治疗思路也会呈现历史变迁。在这些影响因素之中，对于疾病本身的认识，是较为关键的部分，但对于针灸而言，往往容易被忽视。

以往对于疾病针灸治疗思路的分析，大多基于病位或经络循行所在，毋庸讳言，这是符合针灸治疗特性的。但需要注意的是，疾病是复杂多变的，上述这种针灸治疗思路的分析，并不能适用于所有疾病。

阳痿，早期名为"阴痿"。病名中"阴"到"阳"的变化，虽一字之差，但背后反映的是对此病认识角度的深刻转变。早期对于此病的认识更为朴素，命名直指病位（阴器），从经脉脏腑的角度归属于足厥阴经与肾。此后，随着脏腑理论在中医领域逐渐占据主导地位，以及肾阳虚、命门认识的影响，更倾向于从阳气功用虚衰的角度辨治。西医东渐及近代以来，中国针灸医家大量引介日本医家基于西医神经生理学说对该病的认识，又突出地表现为在西医学角度对病位的重视。建国初期，一方面承民国针灸学术遗绪，另一方面又在整个中医学术转型背景下转向重视传统理论，在一些代表性针灸教材中对此病的针灸治疗充分体现了对"形"与"用"两方面的结合。

由此可见，对于疾病的不同认识，深刻形塑了对其的针灸治疗。同时也提示，对于疾病古代针灸治疗的研究，无论是较为宏观的思路层面，还是更为具体的选穴层面，都不能固步自封于针灸的领域，而需要还原到其原始场景之中。

由此引申开来的思考便是，符合针灸自身规律的辨治体系究竟应该是怎样？诚然，针灸有其相对的独立性，且近年来对于方药辨证体系不符针灸特点的思考逐渐增多，因而从理论角度建设对针灸辨治理论构建的呼吁，也是日有所益。如何构建理论，无非有两个主要向度，其一，从古代汲取，其二，从当下总结。如果是前者，如何汲取？我们所认为的古代针灸治疗内容，其实古人也并不都是如我们所想象的一样完全基于针灸角度，事实上在古代医学背景和环境之中，也不可能如此，只能是在大中医背景下，去认识疾病，选择治疗。如果是后者，如何总结？事实上，我们所谓的当下，也不是纯粹的，而是由古代变迁而来，古代的一些因素已然隐含于当下之中。因此，从这个意义上来看，针灸辨治理论的构建，不应忽视大中医背景下对疾病的认识。毕竟，思想决定行动，如何认识疾病，就会如何治疗疾病。

阳痿针灸选穴思路的历史变迁

阳痿，又称勃起功能障碍，是常见的性功能障碍之一，具体表现为阴茎不能正常勃起或维持充足的时间。中医对此病的认识较早，且在长期医疗实践中的认识逐渐多元并深化，形成不同的病名，直至宋代才有"阳萎"之名，明代出现"阳痿"之名，逐渐被广泛运用，同时其他病名也一直并存。正如有研究指出，有关阳痿的病因病机在历代医家之中有不同的认识变化[①]，且相应地反映在该病的治则治法上。梳理阳痿的古今针灸选穴思路的变迁，可以发现与上述这种认识变化存在较为紧密的关联，这也为当下更好地总结、辨析、发掘该病针灸治疗规律提供重要的借鉴与参考。

一、唐以前有关阳痿的认识与针灸选穴思路

1.唐以前有关阳痿的认识

"阳痿"之名出现相对较晚，唐以前医学文献中多以其他名词描述同一或类似疾病，如马王堆出土医学文献《天下至道谈》《养生方》《杂疗方》称之"不能""老不起""不起""用少"等，《武威汉代医简》称之"临事不举"等，此时的命名多为对具体症状的描述，并未明确指出病位。

传世医学文献之中，《内经》已有"阴痿"之名，见于《灵枢·经筋》《素问·阴阳应象大论》等。此外，《内经》中还有其他一些相关病名，如《灵枢·经筋》之"阴器不用"，《素问·痿论》之"筋痿""宗筋弛纵"等。《灵枢·五音五味》[②]119"宦者去其宗筋，伤其冲脉"，明确指出士人与宦者的区别在于宗筋的有无。多位医家将宗筋释为阴茎，宗筋即指男子前阴[③]285。如张志聪云

---

① 秦国政. 古代中医辨治阳痿的文献研究［J］. 南京中医药大学学报，1999，15（5）：58-61.

② 灵枢经［M］. 北京：人民卫生出版社，1956.

③ 赵京生. 针灸关键概念术语考论［M］. 北京：人民卫生出版社，2012.

"茎，阴茎，乃前之宗筋" [1]110，杨上善认为"宗筋即二核及茎也" [2]146。从《内经》中"阴痿"之名及相关病名描述来看，"阴"指男性阴器，命名之意重在有形的人体组织，体现了早期医学对于疾病较为朴素、直观的认识特点。

《内经》对阴痿的认识较为丰富，可归纳为三个方面：①阴痿与经筋尤其是足三阴、足阳明经筋关联密切，其循行均结聚于阴器，足厥阴经筋病候有"阴器不用"，经筋之病也有"阴痿不用"；②从肾的角度开始认识阴痿，如《灵枢·邪气脏腑病形》"肾脉……大甚为阴痿"；③从年老虚衰的角度认识阴痿，如《素问·阴阳应象大论》[3]21指出"年六十，阴痿，气大衰"，其中有关"气大衰"的理解，杨上善、张志聪等从年老"肾气衰"注，马莳、吴昆指出与年老早衰有关。

《内经》之后，《肘后备急方》[4]140有"治诸腰痛，或肾虚冷，腰疼痛阴萎方"，《诸病源候论》[5]24言"若劳伤于肾，肾虚不能荣于阴器，故萎弱也"，两者均从"肾虚"角度来认识阴痿，此认识可以追溯至上述《邪气脏腑病形》篇、《阴阳应象大论》篇的有关论述，也为后世医家从肾论治阳痿奠定了基础[6]。基于肾主前后二阴的认识，可以看出其意仍重在"阴"上，这也是阴痿之名立意所在。

2.唐以前阳痿针灸选穴思路

据《针灸甲乙经》（以下简称《甲乙经》），曲泉、阴谷、鱼际穴的主治中均有阴痿。此外，气冲穴主治的描述为，"阴疝，痿，茎中痛，两丸骞痛，不可仰卧" [7]309。此处"痿"的前后文语境均为对阴器有关症状的描述，可见此"痿"即"阴痿"。

此后，《备急千金要方》《外台秘要方》均延续《甲乙经》的记载，但同时还记述了涌泉、鱼际穴主治阴痿。有研究指出，《甲乙经》中"涌泉主之"

① （清）张志聪. 黄帝内经灵枢集注［M］. 上海：上海科学技术出版社，1958.
② （隋）杨上善. 黄帝内经太素［M］. 北京：人民卫生出版社，1965.
③ 黄帝内经素问［M］. 北京：人民卫生出版社，1956.
④ （晋）葛洪. 肘后备急方［M］. 北京：中国医药科学技术出版社，2021.
⑤ （隋）巢元方. 诸病源候论［M］. 沈阳：辽宁科学技术出版社，1997.
⑥ 秦国政. 历代医家阳痿论治思路探讨［J］. 山东中医药大学学报，1999，3（5）：303-305，307.
⑦ （西晋）皇甫谧. 针灸甲乙经［M］. 北京：中国医药科技出版社，2019.

所涉症状，实为"曲泉"穴主治[1]787。据《甲乙经》，鱼际穴主治病症中"烦心""肩背痛寒""少气不足以息"[2]233等，当源自《灵枢·经脉》肺手太阴之脉的病候，而"热病振栗鼓颔，腹满，阴萎"等则在传世文献中无载。考虑到《甲乙经》是取《素问》《针经》《明堂》三部书而撰成，因此鱼际穴主治阴萎应当是源自《明堂孔穴针灸治要》。分析"阴萎"所在原文语境来看，主要描述热病相关症状，再考虑到鱼际穴归属手太阴肺经，其主治的另一部分病症亦基本与肺相关，故此处的热病相关病症，并不是一般意义上的热病，而是可以具体到肺热病上。《素问·痿论》[3]167云"肺热叶焦，发为痿躄"，认为肺脏被郁热长期熏灼不能敷津于肌肤而发生痿证，五脏的痿证皆与肺热叶焦有关，而"阴萎"作为痿的一种，可能被认为可以通过鱼际清肺热而起到治疗作用。

因此，虽然受文献传承影响，涌泉、鱼际两穴主治中的阴萎在后世有关文献中有较为广泛的转引，但在理论上并无足够可信的依据，也与一般的针灸治疗实践不符，故在后世包括现代的临床中未见广泛运用。

此外，《黄帝虾蟆经》[4]4-5论述针灸禁忌时指出，人气在"足内踝后""足小（少）阴""股里"，"不可灸刺。伤之……男子阴痿"。这三处具体部位，均为足少阴肾经循行所过，且相对于阴器而言，亦有远近之分。此篇文献性质，尽管不属于针灸治疗，但亦能从侧面反映出当时医家认为足少阴肾经与阴痿的密切关联。

概言之，唐以前针灸治疗阳痿常用穴为曲泉、阴谷、气冲。从腧穴所涉经脉来看，三者分属足厥阴经、足少阴经、足阳明经。选用足厥阴经的依据在于厥阴的本义与阴器有关，早期足厥阴脉及足厥阴络皆止于前阴[5]，其病候以前阴、下腹部病症为特征。选用足少阴经的依据在于医家从肾的角度对阳痿的认识，以及足少阴经筋循行也至阴器。《素问·痿论》[3]167云"治痿者独取阳明"，选用足阳明经的依据在于认为痿证的发生与"阳明虚则宗筋纵"有关。"冲脉者……与阳明合于宗筋……会于气街"（《素问·痿论》），指出冲脉与足阳明

①　黄龙祥，黄幼民. 针灸腧穴通考《中华针灸穴典》研究下［M］. 北京：人民卫生出版社，2011.

②　皇甫谧. 针灸甲乙经［M］. 北京：中国医药科技出版社，2019.

③　黄帝内经素问［M］. 北京：人民卫生出版社，1956.

④　黄帝虾蟆经［M］. 北京：中医古籍出版社，1984.

⑤　黄龙祥. 从"厥阴脉"概念的形成过程看经络学说的意义与价值［J］. 针刺研究，2003，（4）：280-287.

胃经在下腹部合于宗筋，气冲为足阳明与冲脉交会处；冲脉"与少阴之大络，起于肾下"[1]100（《灵枢·动输》），冲脉又与足少阴肾经的关系密切[2]144，故气冲与足少阴、足阳明密切相关，在阳痿的治疗中发挥着重要作用。从腧穴所在部位分析，相对于阴萎所在病位，曲泉、阴谷穴属于远端选穴，气冲穴则为局部选穴。

不难看出，在这一时期对于阴萎的主要认识，无论是基于经络角度，还是基于脏腑角度，依然不离其"形"，关注的是仍然是具体病位，在有关腧穴主治和针灸禁忌部位论述中均有较为充分的体现。

二、宋金元时期有关阳痿的认识与针灸治疗思路

1.宋金元时期有关阳痿的认识

宋金元时期，继续沿用阴痿（萎）等名的同时，又出现了一些新的病名，如阳道（事、气）痿弱、阳事不举（兴）等。

《太平圣惠方》将其归入"虚劳门"[3]，认为由"肾气不足""阳气衰绝""阳气不足""精少"所致。《圣济总录·肾脏门》[4]1199从"肾脏虚损阳气痿弱"来认识。《圣济总录·小肠门》还从"小肠虚寒"的角度来论述，从小肠的角度可能是受《灵枢·四时气》[5]50"小腹控睾引腰脊，上冲心，邪在小肠者，连睾系，属于脊，贯肝肺，络心系"中小肠与睾系相连之影响。但有研究指出，上述"小肠"的分布实际与《灵枢·经脉》所述之"肾经"分布相同[6]。严用和《济生方》从"真阳衰惫"的角度阐述。与宋以前基于"肾虚"的分析相比，此时认识更进一步，明确为阳气不足，甚至是真阳（肾阳）的衰弱。不难发现，无论是出现的新病名，还是对此病的认识，都凸显了"（肾）阳"的重要性。

南宋窦材所著《扁鹊心书》中首次提出"阳萎"之名，且在引述《素

① 灵枢经［M］．北京：人民卫生出版社，1956.
② 李鼎．经络学［M］．上海：上海科学技术出版社，1995.
③ 秦国政．阳痿病名与归属及辨病演变考［J］．中华医史杂志，2000，（1）：28-31.
④ 圣济总录［M］．北京：中国中医药出版社，2018.
⑤ 灵枢经［M］．北京：人民卫生出版社，1956.
⑥ 黄龙祥．经络学说研究的新发现及其对生命科学的启迪［J］．中国中医基础医学杂志，2005，（4）：241-244.

问·阴阳应象大论》"年六十，气大衰，阴痿，九窍不利，上实下虚，涕泣皆出矣"时，改"气大衰"为"阳气大衰"，"阳"之一字之增，足见此时对该病的认识已由宋以前对"形"（病位）的重视转向"用"（阳气、肾阳的功能）的方面，这也是将病名从"阴痿"改为"阳萎"的用意所在。

金元时期是中医学术繁荣发展之时，对疾病的认识不再陈陈相因，多有创见。此时对阳痿的认识不限于肾，已涉及其他脏腑。对于当时普遍从肾阳虚论述该病的情形，《儒门事亲》[①]62指出"阴痿……不可妄归之肾冷"，认为"故隐蔽委曲之事，了不干脬肾小肠之事，乃足厥阴肝经之职也"，开始从肝的角度认识包括阳痿在内的前阴病症，在一定程度上强化了肝在阳痿治疗中的作用。《兰室秘藏》所载固真汤、清魂汤便是从肝论治"前阴痿弱"的方剂。

概言之，从早期的"不坚、不大"的病名对于阴器实体表象的描述，到"阴痿"的病名包含病位和表现的含义，再到"阳痿"之名所反映的对阳气的重视，中医对该病的认识存在一个显著的从"器"到"道"层面的转变，也是由"形"（实体）转"用"（功能）的变迁。

2. 宋金元时期阳痿针灸选穴思路

宋金元时期阳痿的针灸治疗，一方面仍是沿袭前代文献和有关认识，如上文所述以阴谷、气冲、曲泉、鱼际等穴为主，另一方面，也出现一些新变化。

《扁鹊心书》[②]2提出阳痿的治疗思路为"壮阳"，可服用"五福丹"。此书虽未明确记载灸治阳痿，但书中《住世之法》篇的一则事例，足可为针灸治疗提供思路。其述一罪犯"能日淫十女不衰"，临刑前监官问其缘由，其答曰，"每夏秋之交，即灼关元千炷……保命之法：灼艾第一，丹药第二，附子第三。人至三十，可三年一灸脐下三百壮……余五十时，常灸关元五百壮"。此处虽然不是直接从一般疾病治疗的角度来论述阳痿，而是基于保健角度的论述，但鲜明地指出长期艾灸关元穴能够强壮一身元阳之气，而元阳充足自然无"阳痿"之忧。不难看出，常灸、重灸关元穴治疗阳痿的思路已然蕴含其中，可以视为后世从壮阳角度治疗阳痿的发端之一。

古代文献记载阳痿常选取小肠经腧穴，这可能与有关阳谷穴的记载较多有

---

① （金）张从正. 儒门事亲［M］. 北京：中国医药科学技术出版社，2021.
② （宋）窦材. 扁鹊心书［M］. 北京：中国中医药出版社，2015.

关[①]381。阳谷穴主治阴痿，是多重因素影响的结果，一方面是文献传抄的问题，有学者从文献学角度考证认为[②]83，阳谷穴主治是后人不明文献体例、传抄失误所致，"阳谷"其实并不主治阴痿。但《千金》这条记载的影响很大，后世很多文献沿袭。至少从元代《西方子明堂灸经》开始，"阳谷"穴的主治中明确出现阴痿，直至明清针灸文献依然如此。另一方面，《圣济总录》[③]1049云"治小肠虚寒，小便后余沥，阴痿。益智丸方"，从小肠虚寒的角度认识阳痿并运用相应的方剂进行治疗，溯其本源，《内经》为其提供了理论依据。除了受《灵枢·四时气》中小肠与睾系相连的影响，《灵枢·邪气脏腑病形》[④]10也记载"小肠病者，小腹痛，腰脊控睾而痛"，指出小肠与睾系的密切联系，一定程度上为阳谷穴主治阴痿提供了文献上的依据，促成了后世阳谷穴主治阴痿记载的不断传抄。

《儒门事亲》扩大疝的范围，把疝作为男子生殖系统疾病的统称[⑤]8，其中七疝之"气疝"中即包括"阴痿精怯"，选足少阴肾经的筑宾穴治疗。《扁鹊神应针灸玉龙经》中之"阴痿"，选足少阴肾经四满穴、足厥阴肝经中封穴治疗。《针灸资生经》中之"阴痿"选足厥阴肝经的行间穴治疗。此时，在针灸治疗阳痿重视选用足少阴肾经穴的同时，也开始注重选用足厥阴肝经穴，一方面是唐以前早期医学文献中所表现出来的阴痿与这两经的密切关联所致，另一方面来看，应与《儒门事亲》所倡从肝论治此病有关。从这些所选腧穴所在部位来看，既有下腹部位于病位附近，属于局部选穴，也有下肢远端部位的，而且与唐以前所选下肢腧穴相比，均在膝以下，更为远离病位。

尽管此时从肾阳功能不足的角度分析阳痿的认识已有显露，且在方药治疗中有一定的反映，不过从有关针灸治疗来看，虽然肾经腧穴依然是作为重点，这也在唐以前选穴和认识中有所体现，但并无针对肾阳不足的选穴。换言之，在针灸治疗思路方面，肾（经）依然受到广泛重视，但与补肾壮阳在方药中得到重视相比，仍然存在一定的滞后。不过，从对疾病认识深化的角度而言，中医

① 刘立公，黄琴峰，胡冬裴，等. 针灸临证古今通论 肾胞二阴分册［M］. 北京：人民卫生出版社，2014.

② 黄龙祥，黄幼民. 针灸腧穴通考《中华针灸穴典》研究上［M］. 北京：人民卫生出版社，2011.

③ 圣济总录［M］. 北京：中国中医药出版社，2018.

④ 灵枢经［M］. 北京：人民卫生出版社，1956.

⑤ 王琦. 王琦男科学［M］. 郑州：河南科学技术出版社，1997.

对某一疾病的认识要在针灸治疗措施上得到比较具体而普遍的体现，实际上是需要一个酝酿和影响的过程，在宋金元以后的医学文献中可以明确地体会到这一点。

三、明清时期有关阳痿的认识与针灸选穴思路

1.明清时期有关阳痿的认识

这一时期，"阴痿（萎）""阳事衰弱""阳事不举"等病名继续沿用，至明代周之干所著《慎斋遗书》出现"阳痿"之名，明代《景岳全书》设专篇论述"阳痿"，清代韩善徵著《阳痿论》一书，对阳痿的认识出现了一些新变化，对后世有较大影响。

受理学影响，张景岳重视"命门"，指出"命门为元气之根，为水火之宅。五脏之阴气，非此不能滋。五脏之阳气，非此不能发"[①]30，"命门之火，谓之元气，命门之水，谓之元精"[②]771，认为命门为五脏正常运行之根本，重视阳气在人身的主导作用。赵献可《医贯》[③]4云"治病者，的以命门为君主，而加意于火之一字""立命之门，火乃人身之至宝"，认为命门之火寓于肾阴之中，为肾阴、肾阳的理论奠定了基础，极大地推动了命门学说的发展。但需要注意到，其对命门的认识仍多归并于肾，命门辨治也几乎全部是围绕肾而言的[④]。《景岳全书》[①]383专论"阳痿"指出，"凡男子阳痿不起，多由命门火衰，精气清冷……但火衰者，十居七八"，主张多从肾阳虚、命门火衰的角度认识阳痿，对后世医家影响较大，甚至在一些针灸古籍中也有所明确体现。如：清代《循经考穴编》[⑤]37提出"男子阳气虚乏，阴痿。肾家虚冷，阴痿不起"，《针灸逢源》[⑥]358认为"阳痿：此乃肾与膀胱虚寒之症"，均指出阳痿与命门火衰或阳气虚乏关系密切。《医林绳墨》[⑦]73云"以元气不能固持，肾气不能发动，以致阴痿不能而然，治宜补肾壮阳为主"，从治法上明确提出补肾壮阳。此外，明

---

① （明）张介宾. 景岳全书［M］. 北京：人民卫生出版社，1991.
② 李志庸. 张景岳医学全书［M］. 北京：中国中医药出版社，1999.
③ （明）赵献可. 医贯［M］. 北京：人民卫生出版社，1959.
④ 刘鹏. 中医学身体观的构建与演变［D］. 山东中医药大学，2011.
⑤ （清）严振. 循经考穴编［M］. 北京：中国医药科学技术出版社，2021.
⑥ （清）李学川. 针灸逢源［M］. 北京：中国中医药出版社，2019.
⑦ （明）方谷. 医林绳墨［M］. 北京：中国中医药出版社，2015.

清时期"养生重命门",随着医道融合的高潮发展,医家对命门位置的认识逐渐转向道经中所说的丹田①,脐接丹田,是为气海,即命门也。气海归属于任脉,这亦为认识阳痿提供了新的角度。

在当时医界普遍从肾阳虚、命门火衰角度认识阳痿的情况下,一些医家清醒地认识到"阳痿"并不等同于"阳虚"。《明医杂著》②99认为"郁火甚而致痿",提出从肝经湿热、肝经燥热等角度论治。《医学纲目》③270也提出"阴痿,皆耗散过度,伤于肝筋所致"。《阳痿论》更是明确指出,阳痿"因于阳虚者少,因于阴虚者多"④11-23,辨证则分为肾阴虚、肝阴虚、胃阴虚、心阴虚、阻逆、痰湿、瘀血、暑热等8种类型⑤。

自《儒门事亲》将阳痿归为"七疝"⑥,且因《素问·骨空论》⑦217云"任脉为病,男子内结七疝",李东垣"七疝……皆任脉所主,阴经也"⑧29之说盛行,有关阳痿的认识便开始与任脉相联系,明清时期从此说者逐渐增多,如《玉机微义》《医学纲目》《医学正传》等均从之。《证治准绳·杂病》⑨621言"任脉是疝病之本源,各经是疝病之支流",明确指出任脉为疝病之本,阳痿等男性前阴部病变均属任脉病候。

概言之,在宋金元时期提出肾阳不足所致阳痿认识初露端倪的基础上,此时期的认识发展成为主流,且在命门学说的影响下,两者相互影响,进一步强化了这种认识。尽管部分医家意识到,其他因素也能导致阳痿,但不可否认的是,从肾阳的角度分析依然是认识此病的主流。《周慎斋医案》⑩229记载一阳痿患者"终年不举",时医从阳虚论治,而"证日甚",最终"解心经郁火而愈"。此案虽是说明阳痿仅从阳虚论治,有所不周,但时医俱从阳虚论治,恰恰可见从阳虚立论这种认识的广泛影响,尽管也有其他认识,但影响有限。

---

① 许敬生,耿良. 道教内丹理论对明清中医养生学的影响 [J]. 中医药文化,2006,（3）: 22-24.

② （明）王纶. 明医杂著 [M]. 南京: 江苏科学技术出版社,1985.

③ （明）楼英. 医学纲目 [M]. 北京: 中国中医药出版社,1996.

④ 金保方. 《阳痿论》评注 [M]. 北京: 中国中医药出版社,2019.

⑤ 徐福松. 韩善徵的《阳痿论》（未刻本）[J]. 江苏中医杂志,1987,（1）: 40-42.

⑥ 杨峰,朱玲,赵京生. 七疝考 [J]. 江苏中医药,2004,（1）: 47-49.

⑦ 黄帝内经素问 [M]. 北京: 人民卫生出版社,1956.

⑧ （金元）李杲. 医学发明 [M]. 北京: 人民卫生出版社,1959.

⑨ （明）王肯堂. 杂病证治准绳 [M]. 北京: 人民卫生出版社,1991.

⑩ （明）周慎斋. 周慎斋医书 [M]. 北京: 中国医药科技出版社,2020.

2.明清时期阳痿针灸选穴思路

在沿袭前代文献和认识的基础上，明清时期阳痿针灸治疗思路呈现出一些新变化。总结这一时期代表性针灸古籍中涉及阳痿针灸治疗的内容，其治疗思路主要呈现如下特点，见表9。

表9 明清时期阳痿针灸治疗内容

出处	"阳痿"选穴
《普济方·针灸门》	大赫（足少阴）、中封（足厥阴）
《神应经》	阴谷（足少阴）、阴交（任脉）、然谷（足少阴）、中封（足厥阴）、太冲（足厥阴）
《针灸节要》《针灸聚英》	气冲（足阳明）、阴谷（足少阴）、大赫（足少阴）
《医学入门》	阳谷（手太阳）、气冲（足阳明）、阴谷（足少阴）
《针灸大成》	阴谷（足少阴）、阴交（任脉）、然谷（足少阴）、中封（足厥阴）、大敦（足厥阴）
《针方六集》	上髎（足太阳）、曲骨（任脉）
《类经图翼》	命门（督脉）、肾俞（足太阳）、气海（任脉）、然谷（足少阴）
《循经考穴编》	会阳（足太阳）、太溪（足少阴）
《针灸逢源》	肾俞（足太阳）、气海（任脉）多灸妙
《针灸内篇》	气冲（足阳明）、气海（任脉）
《神灸经纶》	命门（督脉）、肾俞（足太阳）、气海（任脉）、然谷（足少阴）、阳谷（手太阳）
《勉学堂针灸集成》	然谷（足少阴）三壮，阴谷（足少阴）、三阴交（足太阴）各三壮，气冲（足阳明）、曲骨（任脉）各三七壮，肾俞（足太阳）年壮，膏肓俞（足太阳）百壮，曲泉（足厥阴）七壮。
《太乙神针》	气海（任脉）
《灸法秘传》	气海（任脉）、大椎（督脉）

（1）肾俞、命门、膏肓俞、大椎、会阳等穴在阳痿针灸治疗中选用较多，又以肾俞、命门尤甚，而明清以前则较为少见。由此可见，宋金元时期的从肾阳不足角度论治阳痿的认识，在明清继续扩大，且与命门学说存在理论上的密切关联，进一步提升了从肾阳功能角度论治的影响性，肾俞、命门穴的选用即为其证。膏肓俞属足太阳经，为治疗虚劳的常用要穴，从虚的角度论治阳痿是古代医家的普遍认识，故选此穴。大椎为督脉所属，督脉为阳脉之海；会阳为足太阳经穴，穴名即有会聚阳脉、阳气之意，可见选用此二穴旨

在针对本病阳虚的特点。

（2）气海、阴交、曲骨等任脉穴在阳痿针灸治疗中出现较多，尤以气海穴为甚。这些腧穴虽然邻近病位，但在明清之前的阳痿针灸治疗中基本乏见。之所以选用这些任脉腧穴，可能与两方面因素有关。一方面，明清以来命门学说在阳痿论治中有较为重要的影响，而在道教思想渗透下，命门位置向丹田转变，如《类经图翼》[①]253云"此命门与肾，本同一气，道经谓此当上下左右之中，其位象极，名为丹田"，孙一奎、赵献可也引用了道家之"玄牝之门"来说明命门，认为命门即丹田，二者乃同物异名[②]。道家视脐下腹部为丹田，气海穴被认为下丹田所在。另一方面，《儒门事亲》以后从任脉论述七疝时多将阳痿包含在内。

（3）足厥阴肝经、足少阴肾经腧穴依然是选用重点，且在前代基础上范围有所扩大。如：大赫、然谷、大敦、太冲、太溪等穴被纳入，这表明宋金元时期从肝、肾论治阳痿认识的普遍影响。

（4）上髎、会阳穴被选用，为此前所未见，虽然尚不普遍，但至少这反映出一种迹象，即少部分古代医家在实践中注意到针灸治疗此病要重视从病位邻近部位选穴。

不难看出，随着对阳痿认识的深入和实践的发展，明清时期针灸治疗此病的选穴也较此前大为丰富，唐宋以来有关针灸治疗本病的思想依然存续，但并不占据主导地位，其中最为常见的、影响最大的是基于从肾阳功能角度论治的认识，从命门火衰角度论治的认识也交织其中。

四、民国时期有关阳痿的认识与针灸选穴思路

1.民国时期有关阳痿的认识

日本较早接受西方科学，"以西释中"论述针灸理论，一定程度上成为民国时期我国针灸学发展的借鉴[③]25。这一时期医家对阳痿的认识除了基于传统中医理论的角度，有一些医家则吸收日本近代针灸研究成果，在"中医科学化"

---

① （明）张景岳. 类经附翼［M］. 太原：山西科学技术出版社，2013.

② 许敬生，耿良. 道教内丹理论对明清中医养生学的影响［J］. 江西中医学院学报，2005，（4）：19-24.

③ 李素云. 西医东传与针灸理论认识之演变［M］. 北京：学苑出版社，2012.

的背景下，开始从神经角度揭示经络的结构及其作用机理[①]，基于科学的认识阐释疾病的发病机制。

民国时期日本针灸著作的译述大量引入中国，其中对针灸教育影响较大的为1931年宁波东方针灸研究社翻译的日本《高等针灸学讲义》系列教材，其后承淡安《增订中国针灸治疗学》《中国针灸学讲义》、罗兆琚《中国针灸学薪传》、曾天治《科学针灸治疗学》等均引录其内容[②]。如《中国针灸学讲义》指出"阴痿症"其发病原因较多，治疗主要以旺盛全身血行与加强阴部神经之兴奋为目的[③]219-249，针灸的作用对象主要是神经。

2.民国时期阳痿针灸选穴思路

《高等针灸学讲义》[④]72选取阴谷、大赫、中极等穴治疗阳痿，其他民国针灸著作多沿用之。如方慎庵《金针秘传》[⑤]210指出中极、大赫可治疗阳痿，其中大赫"可灸五壮，针入三分"，或取肾俞、关元、气海、中极。赵尔康《中华针灸学》[⑥]685则多取气冲、然谷、曲骨、中极治疗阳痿；《中国针灸学讲义》[③]249取肾俞、气海、关元、中极、大赫等穴。可以看出，民国时期选穴重视中极、气海、关元、大赫等任脉、肾经穴。

明治维新后，受现代神经学说影响，日本医家泽田健治疗男子生殖器疾病必用小肠俞，其针刺方法中指出"如深针可针入二寸到二寸二三分，针感常从大腿后侧到下肢"[⑦]60。受老师泽田健的影响，日本医家代田文志《针灸临床治疗学》中也较为重视有关腧穴的针刺深度，对针刺感应传导有明确要求，认为其与疗效密切相关。其在书中指出"中极对阳痿遗精亦很好""大赫在此穴直刺五分甚至七分……用它治阳痿亦很妙"[⑧]19，其中中极包括横骨的刺法可深刺至6厘米，针感应放散到尿道、下腹部；大赫直刺五分甚至七分，则必有感应

---

①　李素云. 近代针灸理论演变中的西医影响研究［J］. 辽宁中医杂志，2010，37（6）：1019-1021.

②　赵璟，张树剑. 从教育体制化到知识体制化：传统针灸的近代转型［J］. 中国社会历史评论，2020，24（1）：147-157，298-299.

③　承淡安. 承淡安中国针灸学讲义［M］. 上海：上海科学技术出版社，2016.

④　缪召予. 高等针灸学讲义：经穴学 孔穴学［M］. 东方针灸书局，1936.

⑤　方慎庵. 金针秘传［M］. 北京：人民卫生出版社，2008.

⑥　赵尔康. 中华针灸学［M］. 中华针灸学社，1953.

⑦　（日）代田文志. 针灸真髓［M］. 北京：学苑出版社，2016.

⑧　（日）代田文志. 针灸临床治疗学［M］. 北京：人民卫生出版社，1957.

传到尿道及阴茎或阴核。

这种对神经生理学的重视，随着《高等针灸学讲义》等汉译日本针灸医籍传入中国，民国时期开始采用这种神经刺激学说，治疗上也转向从神经生理的角度去选穴。《高等针灸学讲义·针治学》中明确指出浅刺、深刺其作用部位的差异，《中国针灸学讲义》等均受其影响，认为针刺是对神经的刺激，中极、气海、关元、大赫等均位于下腹部，与阴部神经相连，通过兴奋阴部神经功能达到治愈阳痿的目的。可见，这一时期更注重结合解剖学认识，刺取相关腧穴，强调针感传导。

可见，民国时期阳痿针灸治疗思路最大的特点便是对下腹部任脉腧穴的重视，究其根源，应该是与近代西学东渐以来，解剖、生理等医学知识对针灸学的影响有密切关系。尽管明清时期也较为重视选用任脉邻近病位的腧穴，但其背后的指导思想是大相径庭的。在近代以来日本针灸对中国传统针灸的促动影响的大背景下，当今针灸临床对于有关腧穴的针刺深度和针感传导认识的形成，与此也不无联系。

五、1949年后系列针灸教材中阳痿的针灸选穴思路

1949年后，针灸学术发展上承民国遗绪，同时又随着针灸教育的开展，在针灸教材的编撰上呈现新的特色，对当下针灸教育模式和学术发展产生了深远影响，很大程度上形塑了几代人的针灸认识。在这一时期的针灸教材中，较具代表性的有：以朱琏《新针灸学》为代表的中医研究院现中国中医科学院所编教材，江苏省中医学校现南京中医药大学1957版《针灸学》为代表的系列教材，上海中医学院现上海中医药大学所编系列教材。通过这些有重要影响的教材中有关内容的分析，可以基本反映出这一时期对于阳痿针灸选穴的特点。

1.中医研究院相关针灸教材

近代以来，针灸医家多受日本影响，其中最为突出的代表当属承淡安以及朱琏。1949至1961年间，涌现了许多以"针灸学"命名的专著，这一时期以专著作为教材的情况非常普遍[①]，如朱琏的《新针灸学》，被誉为"运用现代科学的观点和方法，探索提高针灸技术与科学原理的第一部重要著作"，是建国初期

---

① 孙海舒.《针灸学》知识体系研究［D］.中国中医科学院，2016.

中医进修学校和中医进修班级学习针灸的首要教材[1]。1956年王雪苔《针灸学手册》便是参考朱琏《新针灸学》，系统整理北京医士学校授课的讲义后，经朱琏审定后刊登排印成册。1959年中医研究院《针灸学简编》是在1956年未经审定的《针灸学》初稿基础上，广泛听取修订意见后重新编写而成，以作为西医学习针灸及中医进修针灸的参考。该书作为针灸教材多次出版，至1989年已发行30余万册[2]58。

《新针灸学》沿用日本学者对针灸治病原理的解释，指出对于阳痿针灸治疗而言，"命门、三阴交是特效穴"[3]260，对其后的针灸教材产生了重要的影响。《新针灸学》根据经验总结配穴，认为"气海、关元、中极"治生殖器的病，"气海、天枢"治下腹部如生殖器方面的病，"天柱、大杼"调整内脏机能[3]38，分析阳痿其选穴思路及特点可知，这几组配穴也对阳痿的选穴起到了指导作用。"身柱"的取穴可能是沿袭《针灸真髓》中的治疗生殖器疾病常取身柱。从腧穴所在部位来看，穴位主治与解剖位置密切关联。关元、大赫、中极、天枢、曲骨等均为下腹部穴，属于"近距离刺激"，命门、八髎等为腰骶部穴，足三里、三阴交等为下肢远端穴，属于"远距离刺激"，近距离刺激和远距离刺激均是通过高级神经中枢达到的；而其选穴恰体现了腰骶部、下腹部、下肢远端穴相配合的认识。

1956年中医研究院《针灸学》阳痿治疗主要以任脉、督脉、足太阳膀胱经等为主，将"命门、三阴交"由备注直接加入原文，强调"关元、三阴交、命门"三者合用。其治疗内容较《新针灸学》更为简化，删减了《新针灸学》常用的大赫、天枢、曲骨、天柱、大杼、肩外俞、膈俞等穴，总体仍以下腹部、腰骶部与下肢远端穴配合使用。此外，1956年中医研究院《针灸学》还增加"短促的强刺激"刺激手法。

在针灸学界普遍重视经络理论、回归传统的大背景下，1959年中医研究院《针灸学简编》在1956年未经审定的《针灸学》初稿基础上，进一步精简阳痿针灸治疗内容为：肾俞（足太阳）、关元（任脉）、三阴交（足太阴）、然谷（足少阴）、命门（督脉）。其中，1956年中医研究院《针灸学》与1959年中医研究

①　李丹萍. 针灸学教材刺法研究［D］. 南京中医药大学，2021.

②　景向红，段玲. 中国中医科学院针灸研究所所史［M］. 北京：人民卫生出版社，2021.

③　朱琏. 新针灸学［M］. 北京：人民卫生出版社，1954：260.

院《针灸学简编》两版教材对于"关元、三阴交、命门"的重视，均是沿袭朱琏《新针灸学》。此前中医研究院相关针灸教材中并无"肾俞"，此书中的"肾俞"应该是受到1957年江苏省中医学校《针灸学》的影响。且《针灸学简编》提出治疗阳痿的立法为补肾壮阳，由此亦可看出，明清时期以来从肾阳功能不足的角度对阳痿认识占据主流，肾俞、命门、关元、然谷穴的选用便是在治疗思路上的体现。此外，从腧穴所在部位来看，关元为下腹部穴，肾俞、命门为腰骶部穴，三阴交、然谷为下肢远端穴，体现了下腹部、腰骶部与下肢远端穴的配合使用，见表10。

表10　中医研究院针灸教材中阳痿针灸治疗内容

相关针灸教材	"阳痿"选穴	原文备注
《新针灸学》（朱琏，1951年）	参照遗精：**关元**、大赫、中极、天枢、曲骨、足三里、风池、天柱、大杼、肩外俞、大椎、身柱、膈俞、八髎	**命门**、**三阴交**是特效穴
《针灸学手册》（王雪苔，1956年）	同《新针灸学》，少大赫、肩外俞、身柱	**命门**、**三阴交**是特效穴
《针灸学》（中医研究院，1956年）	**关元**、**三阴交**、中极、**命门**、八髎、大椎、风池、足三里、身柱、志室	用穴同遗精，用短促的强刺激
《针灸学简编》（中医研究院，1959、1980年）	肾俞、**关元**、**三阴交**、然谷、命门	立法：补肾壮阳

2.江苏省中医学校相关针灸教材

1956年江苏省中医学校编写的《针灸学讲义（暂编本）》，主要是针对针灸专修班短期学习而编写的课堂讲义，其内容逐渐形成了针灸学科的框架。1957年江苏省中医学校编著的《针灸学》问世，首次将经络、腧穴、刺灸、治疗确定为现代针灸学科的四大核心内涵，标志着现代针灸学科体系和框架的确立[①]，是"新中国针灸学科的奠基之作"，"成为全国高等院校中医专业统编教材《针灸学》的蓝本"[②13]。1959年南京中医学院（现南京中医药大学）《简明针灸学》

---

① 张建斌，夏有兵，王欣君，等. 现代针灸学科体系构建轨迹的探析——兼评承淡安《针灸学》三部曲［J］. 针刺研究，2013，38（3）：249–252.
② 黄龙祥，黄幼民. 针灸腧穴通考《中华针灸穴典》研究上［M］. 北京：人民卫生出版社，2011.

则根据各期教学经验和各方意见进行修改后，作为中医进修班、西医学习中医班、针灸专修班的课本，其实为1957年江苏省中医学校《针灸学》的简本[①]。1960年卫生部（现国家卫生健康委员会）召集五个中医学院编写《针灸学讲义》作为试用教材，至1963年卫生部召开全国中医学院中医教材第二次修订会议，在试用教材基础上重新修改审定，形成了1964年《针灸学讲义》，见表11。

表11　江苏省中医学校系列针灸教材阳痿针灸治疗内容

相关针灸教材	"阳痿"选穴	原文备注
《针灸学讲义（暂编本）》（江苏省中医学校，1956年）	**肾俞**、命门、阳关、关元、中极	以施用灸法为优；如病程较长者，宜配合药物治疗。
《针灸学》（江苏省中医学校，1957年）	**肾俞**、命门、阳关、关元、中极	/
《简明针灸学》（南京中医学院，1959年）	命门、**肾俞**、腰阳关、关元、中极、足三里、**三阴交**	太溪：肾虚阳痿不起；阴谷：阴萎；会阳：阳虚阴萎；肾俞：阳痿
《针灸学讲义》（南京中医学院，1960年）	命门、**肾俞**、关元、**三阴交**	
《针灸学讲义》（南京中医学院，1964年）	**肾俞**、命门、**三阴交**、关元	/
《针灸学》（南京中医学院，1979年）	**肾俞**、命门、**三阴交**、关元	电针：八髎、然谷；关元、**三阴交**
《针灸学》（南京中医学院，1985年）	**肾俞**、命门、**三阴交**、关元	

此系列针灸教材中阳痿针灸治疗思路较为突出的特点是：（1）1957年及以前，明显是受承淡安所编教材选穴的影响，对后者完全引用。如1940年《中国针灸学讲义》指出泌尿生殖器诸疾患以"命门、肾俞、阳关、关元"等为主要刺激点[②]219-249，阳痿的治疗选用肾俞、命门、阳关、关元、中极、百会等；1955年《中国针灸学》沿袭其选穴。其后1956年《针灸学讲义（暂编本）》与1957年《针灸学》中阳痿选穴又受三部《针灸学》的影响，取肾俞、命门、阳关、关元、中极主治阳痿。（2）从1959年《简明针灸学》开始，在保留1957版选穴的基础上，增加了《新针灸学》及1956版中医研究院《针灸学》中的"足三里、三阴交"；（3）从1960年《针灸学讲义》开始，优化《简明针灸学》的针灸治疗内容，形成较凝练的选穴处方，将三阴交纳入阳痿治疗主穴，其后数

---

①　岗卫娟. 高等中医院校教材中针灸治疗原则的演变［J］. 南京中医药大学学报（社会科学版），2015，16（3）：207-210.

②　承淡安. 承淡安中国针灸学讲义［M］. 上海：上海科学技术出版社，2016.

版教材一直沿用；（4）也体现了腰骶部、腹部与下肢远端选穴的结合。

3.上海中医学院

1959年上海中医学院针灸教研组出版的《针灸学概要》是为了适应新形势需要，主要作为钻研针灸原理的参考资料。1960年上海中医学院出版的《针灸学讲义》则主要作为本科所用的针灸学教材。1965年上海中医学院出版的《针灸学 治疗学》作为上海中医学院针灸专业教材之一，也可供针灸临床研究参考使用，见表12。

表12 上海中医学院相关针灸教材阳痿针灸治疗内容

相关针灸教材	"阳痿"选穴	备注
《针灸学概要》（上海中医学院，1959年）	肾俞、命门、关元、中极、**上髎、次髎**	均用灸法
《针灸学讲义》（上海中医学院，1960年）	精气虚乏：肾俞、命门、关元、**上髎、次髎**	均灸
《针灸学 治疗学》（上海中医学院，1965年）	电针处方：八髎、然谷、关元、三阴交	/

从上表不难看出，此系列教材关于阳痿针灸治疗思路较为突出的特点主要是：其一，上髎、次髎、八髎的选用，在江苏省中医学校早期系列教材中未见，应当是受《新针灸学》及1956版中医研究院《针灸学》中选用八髎穴的影响；其二，1965版上海中医学院《治疗学》电针处方中的关元、三阴交、然谷，应当是受中医研究院1959版《针灸学简编》的影响，加上了上海中医学院版系列教材特有的选用八髎穴而形成该电针处方，尔后这个电针处方又被1979版《针灸学》所引述；其三，肾俞、命门、关元的选用，主要是受早期江苏省中医学校系列针灸教材的影响。

因此，上海中医学院系列针灸教材中有关阳痿的选穴内容，基本上是在综合中医研究院和江苏省中医学校早期系列教材的基础上形成的。

上述这三种系列针灸教材中有关阳痿针灸治疗的内容，各有特点，形成了颇具特色的知识系统，三者之间互有吸收与渗透，还与民国时期有关针灸著作有所联系。可以说民国时期针灸专著受日本医家从西医学角度认识和治疗的影响，着重体现了在阳痿针灸选穴上对具体"形"的层面上的重视，而且这一点也在建国初期这三种系列教材中得以在一定程度上延续。但需要注意的是，后者并不止于此，明清以来占主流的基于肾阳功能不足角度的选穴，也就是对

"用"的层面选穴也得到重新重视。

鉴于这三种系列教材在现代院校针灸教育体系中具有重要地位，也必然对其他针灸专著中有关阳痿选穴内容编写产生影响。如1958年李倩侠主编的重庆市针灸讲习班及中医进修学校教材《实用针灸疗法》[①]192中，论述阳痿针灸治疗选穴为：关元、肾俞、三阴交；第二复合经穴：气海、阴陵泉、志室；第三复合经穴：中极、大敦、气海俞，针后并用太乙药条灸之。这三组取穴，充分体现了这三种系列教材所蕴含的腰骶部、腹部、下肢（远端）穴相结合的思路。有学者的文献统计研究表明，现代针灸治疗阳痿所选频次最高的6个腧穴为：关元、肾俞、三阴交、中极、次髎、命门[②]，恰恰也是这三种系列教材中所体现的。

六、结语

回溯阳痿针灸治疗思路的历史变迁，可以发现，早期对阳痿的认识更偏重于前阴病位本身"形"的层面，相应的针灸治疗思路也重点放在足厥阴肝经、足少阴肾经、足阳明胃经上；宋金元尤其是明清时期，更偏重于从肾阳功能不足、命门火衰的角度，即"用"的层面认识阳痿，相应的针灸治疗思路也突出了肾俞、命门等能补肾壮阳的腧穴以及任脉下腹部腧穴；民国时期受日本针灸科学化的影响，又转而强调从对前阴局部神经刺激的角度来治疗，这也是另一种意义上的对"形"的层面的重视；建国初期三种代表性针灸系列教材，一方面既受民国针灸著作遗绪的影响，保留了一些特质，另一方面也逐渐转向对传统针灸理论的重视，明清时期以来的治疗思路重新延续，最终呈现出"形"与"用"的有机结合，对现代针灸临床产生了深远影响。因此，阳痿针灸治疗思路的历史轨迹，就较为明显地表现为在"形"或"用"方面的偏倚以及最终的结合。需要指出的是，中医学术认识都是在继承基础上的发展，后出的认识并不排斥、淘汰此前的认识。就阳痿的针灸治疗思路而言，本研究所谓某一时期在"形"或"用"方面的偏倚，只是彼时较为突出的、占主流的或新出的，并非涵盖全部。

---

① 李倩侠. 实用针灸疗法［M］. 乌鲁木齐：科技卫生出版社，1958.
② 王佳，吴佳霓，刘志顺. 针灸治疗功能性阳痿诊疗特点的文献分析［J］. 世界中医药，2014，9（12）：1655-1658.

本研究也提示：其一，对疾病的认识在很大程度上影响针灸选穴，因而在脱离前者的情况下对某些疾病选穴特点或规律的总结分析，难免不能知其所以然，对其解释也不可避免有"隔靴搔痒"之感。其二，针灸古籍或领域内对疾病的认识，绝大多数情况都是基于中医的层面，真正独立的、局限的、成系统的从针灸层面的认识基本乏见，换言之，针灸视域范围内对疾病的认识大多是阙如的，因而对针灸学术尤其是针灸治疗相关内容的系统考察，就需要注意结合中医视域来进行①。其三，古代针灸学术历代传承中，相比于概念术语、理论等存在较为显著的变化，一些知识性内容的演化变迁，更为隐蔽。正因如此，才需要仔细梳理和深入考证。

---

① 杨峰，朱玲."针法浑是泻而无补"新识：基于视域与立场的分析［J］. 中国针灸，2021，41（4）：462-466.

后记

　　23年前，机缘巧合之下，幸入赵京生老师门下，此后一直从事针灸理论文献研究。奈何资质愚钝，虽有老师耳提面命，我也未能做出一些像样的成果，惭愧之至。但正如我博士毕业论文致谢中所写的，"虽不能至，心向往之"，即便学术上难望老师项背，也自始至终没有离开这条路。

　　数年前，赵老师主持研究室工作时，提出散在针灸文献系统整理研究的必要性与重要性，并开展了一些具体工作。在协助我的博士后传承导师、著名中医文献学家马继兴先生整理《针灸学通史》书稿时，历朝历代重要中医古籍、医家所涉针灸资料，灿然在列。这些都大大拓宽我对于针灸理论文献研究的视野。受赵老师影响和鼓励，我从硕士二年级起开始对文史界的研究动态保持关注，一些相关著作也曾粗疏一阅，目的是开拓思路、培养问题意识。著名学者葛兆光先生的《中国思想史》也曾囫囵吞枣地拜读一遍，其中要领肯定未得，但于我而言，学术震撼与启迪颇多。前些年，葛兆光先生提出"从周边看中国"，慧眼独具，充满了强烈的问题意识和现实指向。

　　受此启发，结合这些年从事针灸理论文献研究所积累的一些粗浅体会，我曾设想是不是也可以"从中医看针灸"？当时，还只是一些模糊的想法，连假说都算不上，也曾在所里的年度科研汇报上提及过，但未做深入分析。后来在国家自然科学基金、院优青人才专项、院科技创新工程重大专项等资助课题研究过程中，我们始终都带着这个研究意识。在大家的共同努力下，基于中医视域，确实注意到了一些以往有所忽视的内容，也产生了一些新的认识。尽管这些我们自认为的"新意"还很有限，也未必成熟，甚至还比较稚嫩，更谈不上真知灼见，但出于"敝帚自珍"的想法，我们还是愿意将这些研究所得集结起来。经与中国健康传媒集团李青青主任沟通，出版社对于"追寻古代针灸真实世界"的提法颇有兴致，欣然应允出版。

传统针灸理论文献研究在现代针灸学术研究之中，体量有限，课题申报渠道受限，但针灸所针灸基础理论研究室作为国家中医药管理局首批重点研究室，在黄龙祥老师、赵京生老师的带领下，发挥了重要的学术示范和引领作用。针灸所领导从针灸所事业和针灸学科发展的大局出发，一直以来高度重视研究室建设，无论是自主课题申报，还是科研评价，均予以必要的倾斜和关照，为本室同仁潜心研究提供了有力的保障。目前本室的几位同事，也是同门，虽学术上各有专擅，但都以针灸理论建设为旨归，相互切磋，相互协作，相互学习，所谓"殊途同归""形散而神不散"，大抵如此。近年来，我招收了数名硕士、博士研究生，他们有志于传统针灸学术研究，能够在"故纸堆"中坐稳"冷板凳"，在同龄人中已属不易。师生共同努力，教学相长，围绕"中医视域看针灸"，在几个小的方面做了初步探索，这才有了诸位面前这本薄薄的小书。

囿于学识与经验，我们的思考还不全面，亦不深刻，书中错漏之处，在所难免，也希望借此机会，就教于同道，望批评指正，以促进古代针灸理论研究的发展。同时，我们也期盼以此小书"抛砖引玉"，如果能有更多的人关注这方面的研究，也算此书有功于学界。

杨峰记于英国伯明翰寓所

2023年7月23日